AF493672

Pathologie des Dents et de la Bouche par le Dr. Léon Frey.



2953

MANUEL DU CHIRURGIEN-DENTISTE

★★

PATHOLOGIE

# DES DENTS

ET DE LA BOUCHE

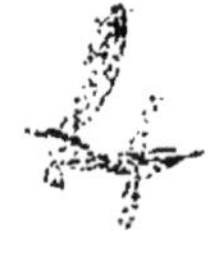

A LA MÊME LIBRAIRIE

## MANUEL DU CHIRURGIEN-DENTISTE

Publié sous la direction de Ch. Godon.

5 vol. in-18 avec fig. cart. Prix de chaque vol.... 3 fr.

Tome Ier. — **Anatomie de la bouche et des dents**, par le Dr E. Sauvez, 1 vol. in-18 avec fig. cart.......... 3 fr.

Tome II. — **Pathologie des dents et de la bouche**, par le Dr Léon Frey, 1 vol. in-18 avec fig. cart.......... 3 fr.

Tome III. — **Thérapeutique spéciale, anesthésie, formulaire**, par le Dr M. Roy, 1 vol. in-18 avec fig. cart.......... 3 fr.

Tome IV. — **Clinique dentaire et dentisterie opératoire**, par Ch. Godon, 1 vol. in-18 avec fig. cart.......... 3 fr.

Tome V. — **Clinique de prothèse, orthodontie**, par M. P. Martinier, 1 vol. in-18 avec fig. cart.......... 3 fr.

---

BRAMSEN. — **Les dents de nos enfants**. 1889, 1 vol. in-16 de 142 pages avec 50 fig.......... 2 fr.

BRASSEUR. — **Chirurgie des dents et de leurs annexes**, par E. Brasseur, directeur de l'École dentaire de France. 1 vol. gr. in-8 de 100 pages à 2 colonnes, avec 127 fig.......... 5 fr.

HAMONAIDE. — **Programmes et questionnaires pour les examens de chirurgien-dentiste**. 1895, 1 vol. in-18 de 100 pages.......... 1 fr.

HEATH (Ch.). — **Lésions et maladies des mâchoires**. Traduit sur la 3e *édition* par G. Darin. 1 vol. in-8 de 464 pages avec fig.......... 10 fr.

LEFERT (Paul). — **La pratique des maladies de la bouche et des dents**, dans les hôpitaux de Paris, 1896, 1 vol. in-18, 288 p. cart.......... 3 fr.

ROGER (E.) et GODON (Ch.). — **Code du chirurgien-dentiste**. 1893, 1 vol. in-16.......... 5 fr.

ROUSSEAU (Emm.). — **Anatomie comparée du système dentaire**, chez l'homme et chez les principaux animaux. 1 vol. gr. in-8, avec 30 pl. (10 fr.)..... 10 fr.

THOMSON (N.). — **Formulaire dentaire**. 1895, 1 vol. in-18, 288 p., 61 fig. cart.......... 3 fr.

---

1535-95. — Corbeil. Imprimerie Éd. Crété.

MANUEL DU CHIRURGIEN-DENTISTE

**Publié sous la direction de Ch. GODON**

DIRECTEUR DE L'ÉCOLE DENTAIRE DE PARIS

★★

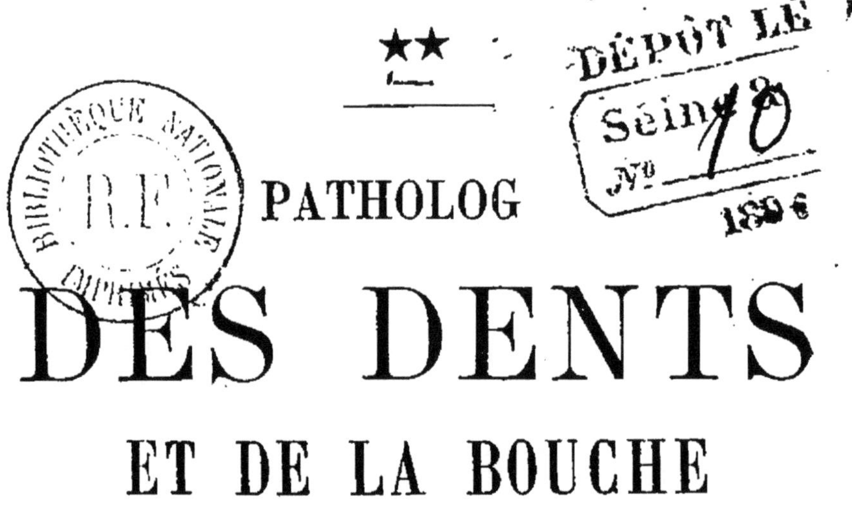


# PATHOLOG
# DES DENTS
# ET DE LA BOUCHE


**Par le Dr Léon FREY**

Ancien interne des hôpitaux de Paris
Professeur-supp. chargé du cours de Pathologie spéciale
à l'École dentaire de Paris.


AVEC 32 FIGURES INTERCALÉES DANS LE TEXTE

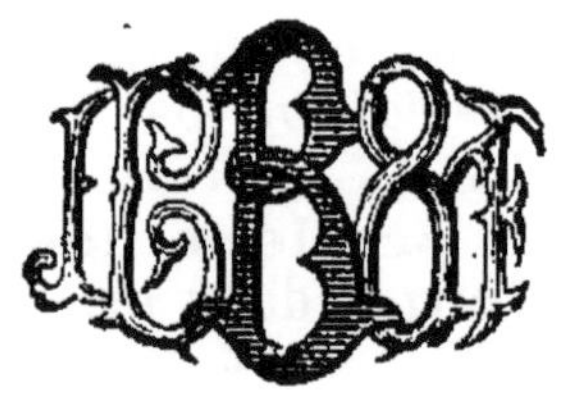


PARIS

LIBRAIRIE J.-B. BAILLIÈRE ET FILS

19, rue Hautefeuille, près du Boulevard Saint-Germain

1896

# PRÉFACE

Les études odontologiques ont pris en France, par suite de la fondation des Écoles dentaires, un développement qui n'a fait que s'accroître depuis la promulgation de la loi sur la médecine du 30 novembre 1892.

Cette loi, en créant un diplôme officiel de chirurgien-dentiste, oblige ceux qui veulent à l'avenir exercer la profession de dentiste, à des études spéciales et à des examens déterminés.

Mais les livres d'art dentaire destinés aux élèves et aux jeunes praticiens ont été, jusqu'à présent, peu nombreux. Pendant longtemps la France a été tributaire de l'étranger, dont on se contentait de traduire les ouvrages.

Nous avons pensé répondre à un besoin des élèves autant qu'à un désir des professeurs et des examinateurs en réunissant dans un travail d'ensemble, sous une forme facilement assimilable, toutes les matières qui maintenant font officiellement partie de l'enseignement de l'étudiant dentiste et sont exigibles aux examens.

Nous ne nous sommes pas borné là. Nous avons voulu que cet ouvrage pût encore être utile aux praticiens. Nous avons désiré qu'ils pussent retrouver sous une forme claire et précise les matières qu'ils ont apprises au cours de leurs études. Nous y avons ajouté les travaux intéressants qui, jusqu'en ces derniers temps, ont paru dans les revues scientifiques ou professionnelles et qui nous ont semblé constituer un progrès dans la science ou dans la pratique de la « dentisterie ».

Pour rendre ce travail plus complet et plus profitable à l'étudiant et pour en assurer la publication en temps utile, il nous a semblé qu'il y avait avantage à le diviser en plusieurs volumes et à confier chacun d'eux à un collaborateur ayant acquis par des travaux antérieurs une compétence spéciale.

Nous avons suivi, pour la division des matières, le programme des examens tel qu'il a été indiqué dans le décret du 25 juillet 1893, organisant les études dentaires, tel qu'il est appliqué depuis cette époque à la Faculté de médecine de Paris.

Nous avons cru devoir nous limiter aux connaissances spéciales qui se rattachent à la chirurgie buccale ou dentaire.

Quant au choix de nos collaborateurs, il nous a été facile ; nous avons trouvé dans quelques-uns des membres du Corps enseignant de l'École dentaire de Paris, une collaboration active et éclairée.

Le *Manuel du chirurgien-dentiste* a été divisé en cinq volumes correspondant chacun à l'enseignement du professeur qui a bien voulu s'en charger. Ces volumes ont été ainsi répartis :

*Anatomie de la bouche et des dents:* Dr E. Sauvez ;

*Pathologie des dents et de la bouche :* Dr L. Frey ;

*Thérapeutique spéciale, anesthésie, formulaire :* Dr M. Roy ;

*Clinique de Prothèse, Orthodontie:* M. P. Martinier ;

Et *Clinique dentaire, Dentisterie opératoire*, que nous nous sommes réservé.

Nous venons d'exposer les motifs qui ont inspiré la publication de cet ouvrage ; le plan d'après lequel il a été conçu et exécuté ; nous avons fait de notre mieux pour qu'il répondît au but que nous nous étions proposé : faire une œuvre utile à notre profession.

A nos confrères de juger si nous avons réussi.

Ch. GODON.

Novembre 1895.

# AVERTISSEMENT

Dans la série des livres qui composent le *Manuel du chirurgien-dentiste*, un précis de pathologie buccale avait sa place tout indiquée. Indépendamment des traités spéciaux, des articles de revues, il fallait à l'étudiant une sorte de memento qui pût en quelques pages le mettre au courant des nouvelles théories et des récentes doctrines, qui ont transformé dans ces dernières années la pathologie de la bouche et des dents.

Nous avons essayé dans ce livre d'atteindre ce but ; autant que possible, nous avons évité de nous étendre sur les questions d'anatomie et de thérapeutique, qui seront traitées dans d'autres volumes du *Manuel du chirurgien-dentiste ;* nous nous sommes astreint à faire un simple exposé de pathologie pure, en suivant le programme du cours dont nous sommes chargé, depuis plusieurs années, à l'École dentaire de Paris.

La *carie*, avec son étiologie et ses complications, occupe une bonne partie de ce livre ; nous nous sommes assez longuement étendu sur les *accidents de la dentition* et en particulier sur les *accidents de la première dentition*, sur la *polyarthrite alvéolo-dentaire.*

Nous passons sous silence les traumatismes, dont

l'étudiant peut facilement concevoir les variétés et les conséquences, quand il a une connaissance suffisante de la carie et de l'arthrite.

Dans l'important chapitre des *anomalies*, nous nous sommes largement inspiré des travaux de Magitot et de P. Dubois.

Quant aux *gingivites*, nous les avons comprises dans les *stomatites* ; il y a là une unité pathologique qui, n'étant pas méconnue, rend plus clair dans l'esprit de l'élève ce chapitre de la pathologie buccale.

Enfin, nous avons cru bon de faire connaître assez complètement cet état particulier de l'organisme intoxiqué par le phosphore et que M. Magitot vient de décrire d'une façon autorisée sous le nom de *phosphorisme*.

Nous avons terminé par un chapitre sur le *tic douloureux de la face*, question à l'ordre du jour actuellement, depuis les intéressantes communications du Dr Jarre.

Dr Léon FREY.

27 novembre 1895.

# PATHOLOGIE
# DES DENTS
# ET DE LA BOUCHE

---

## PREMIÈRE PARTIE

## PATHOLOGIE DENTAIRE

---

### CHAPITRE PREMIER

### CARIE DENTAIRE

#### § 1er. — *Définition, Historique et Nature.*

Définition. — La carie dentaire est une altération spéciale des tissus durs de la dent, caractérisée par sa nature infectieuse, sa progression de la périphérie au centre et, aboutissant à sa désintégration plus ou moins complète.

Ce terme de *carie* est impropre en ce sens qu'il fait songer à la carie des os; or les os et les dents ne sont pas comparables anatomiquement, ils ne peuvent donc présenter aucune analogie pathologique.

Historique et Nature. — La carie dentaire a préoccupé tous les âges et tous les peuples.

Les Égyptiens, les Hébreux lui opposaient la cautérisation par le feu sur les tempes.

Les livres hippocratiques renferment de nombreux documents sur cette affection.

Chez les écrivains du siècle d'Auguste on trouve quelques renseignements thérapeutiques concernant la carie.

A partir de la Renaissance, les traités de médecine et de chirurgie ont envisagé la carie d'une manière qui varie avec les idées généralement admises sur la nature même de l'organe.

1° *Théorie vitaliste.* — Elle reposait sur les analogies apparentes de la dent avec le tissu osseux (Ambroise Paré, Fauchard et Jourdain, Hunter, Bell, Cuvier, etc.). Cette théorie pèche par la base ;

2° *Théorie chimique.* — Elle considère la carie comme une altération d'ordre purement chimique que subit la dent d'une manière absolument passive et résultant de la présence d'un agent acide dans la bouche. (Les Parmly 1821, Regnart 1838, Tomes, Harris, Magitot 1867-1868) ;

3° *Théorie parasitaire.* — En 1847, Ficinus attribuait la carie aux infusoires de la bouche (*denticola*).

En 1850, Klenche accusait pour la carie molle un parasite, le *Protococcus dentalis.*

En 1868, Leber et Rottenstein crurent reconnaître dans le *Leptothrix buccalis* l'agent de la carie.

4° Actuellement, *théorie chimico-parasitaire.* (Voir plus loin.)

## § 2. — *Étiologie.*

**I. Causes prédisposantes générales.** — A. Age. — La carie peut se montrer à tous les âges, sur les dents de lait comme sur les dents permanentes.

C'est vers la 3e ou la 4e année qu'on peut commencer à l'observer, et sa fréquence s'accroît depuis ce moment et d'une manière régulièrement progressive jusqu'à 12 ans, époque moyenne de la chute de la dernière dent caduque. Pour les dents permanentes, la carie se montre le plus fréquemment de 13 à 25 ans, car alors les dents sont plus riches en matières organiques qu'en matières calcaires. Plus tard, la proportion de ces deux ordres de matériaux se renversant, les dents deviennent plus dures, plus denses, aussi la carie est-elle plus rare.

B. Sexe. — Les deux sexes offrent dans la predisposition à la carie une certaine différence qui, bien que légère, est digne d'être notée : ainsi sur un total de 1,000 caries d'adultes, Magitot en a trouvé 583 chez la femme, 417 chez l'homme, ce qui place les deux sexes à ce point de vue dans un rapport approximatif de 3 à 2.

C. Constitution. — Son influence, au point de vue de la prédisposition à la carie, est évidente. Une *constitution robuste* implique la perfection de toutes les parties de l'organisme, par conséquent celle des dents (c'est-à-dire une grande richesse en sels minéraux). Or, M. Galippe a montré par des recherches très précises sur la composition chimique des dents l'importance des sels phosphatés et calciques pour résister à la carie (1).

Par contre une *constitution affaiblie* prédispose les dents à la carie. Les *dents permanentes* subissent l'influence des affections et conditions diverses de la première enfance pendant la durée de laquelle s'effectue l'évolution :

Influence de la croissance ;

(1) Galippe, *Journ. Conn. méd.*

Influence du rachitisme ;
Influence des maladies aiguës ;
Influence de la syphilis héréditaire.

Toutes ces diverses conditions aboutissent pour les dents à une pénurie passagère ou prolongée de leurs éléments minéraux, de sorte que la résistance de ces organes sera diminuée dans leur totalité ou seulement sur une étendue plus ou moins grande.

En ce qui concerne la *première dentition*, dont l'évolution commence dès le deuxième mois après la conception, ce sont les conditions de la mère, les accidents ou les phénomènes divers de la vie intra-utérine qui règlent les qualités de résistance des dents à la carie. Il résulte de là que, toutes conditions égales d'ailleurs, si la grossesse a été régulière et normale, la première dentition sera correcte et résistante ; si la grossesse a été troublée et interrompue par des circonstances morbides quelconques, les dents seront plus ou moins prédisposées à la carie.

D. Hérédité. — L'hérédité en matière de carie dentaire est absolument démontrée par la transmission de certaines qualités ou de certains défauts de structure.

C'est ainsi que telle race aura héréditairement de bonnes dents, telle autre les aura prédisposées à la carie. A la première catégorie appartiennent les *races nègre et arabe*, à la seconde les *races caucasiques*. Les *races mongoliques* de l'extrême Orient et de l'Asie tiennent à peu près le milieu.

Les *races métis* semblent plus exposées à la carie que les races relativement pures.

En France, en 1867, alors que le mauvais état de la denture constituait une cause d'exemption du service militaire, M. Magitot (1) a pu dresser une carte

(1) Magitot, *Traité de la carie dentaire*. Paris, 1867 et *Dict. Encyclop.* art., Carie.

relatant la répartition de la carie par départements. On la trouve à son minimum dans le Puy-de-Dôme, à son maximum dans la Dordogne.

Le minimum d'exemptions forme deux groupes, l'un constitué par une grande partie de la Bretagne; l'autre, beaucoup plus considérable, occupe le Plateau central et se prolonge vers la Méditerranée en suivant les deux rives du Rhône.

Les maxima sont au contraire dans la Normandie, à l'embouchure de la Garonne, de la Loire, de la Seine.

Comment expliquer cette répartition ? Est-ce à la nature des boissons ? Elle ne joue qu'un rôle secondaire. On boit du cidre en Normandie, par exemple, mais beaucoup de Normands n'en font pas usage, et cependant ils présentent la même prédisposition à la carie, tandis qu'en Bretagne, où l'on boit du cidre également, la carie dentaire est relativement rare.

On a incriminé le cours des fleuves, le voisinage de la mer ; en réalité leur influence est minime ou nulle.

C'est *l'hérédité de la race* qu'il faut invoquer. Broca (1) reconnaît que deux races principales ont peuplé notre sol, les *Celtes*, les *Kimris*. La race celtique se retrouve en Bretagne et dans le Plateau central. D'autre part, si sur la carte de Magitot, on considère la traînée noire qui parcourt la France du nord-est au sud-ouest, on trouve que ce trajet est précisément celui suivi par l'invasion Kimrique qui s'est répandue sur la Gaule vers le VIIe siècle avant notre ère et y a laissé des traces si profondes. Or, les Celtes avaient une constitution dentaire robuste, les Kimris avaient des caries nombreuses par défec-

(1) Broca, *Mémoires de la Société d'Anthropologie.*

tuosité primitive de leur constitution dentaire; ajoutons que les Celtes étaient petits, les Kimris grands. Donc la population de la France se répartit d'une manière générale au point de vue de la carie dentaire en deux grandes familles : la famille celtique à individus petits et trapus, à dents robustes; la famille kimrique à individus grands, blonds, à dents défectueuses.

**II. Causes prédisposantes locales.** — A. IMPERFECTIONS DE STRUCTURE CONGÉNITALES. — *a*) *Imperfections superficielles.* — 1° *Sillons noirâtres*, contournés, irréguliers, fréquemment à la face triturante des molaires, dans les intervalles entre les tubercules;

2° *Dépressions de l'émail* simplement refoulé en certains points, c'est le premier degré de l'altération suivante;

3° *Absence complète d'émail* sur une étendue plus ou moins considérable. On constate sur la dent une plaque enfoncée, irrégulière, à fond coloré de jaune ou de brun;

4° *Érosions*, sillons horizontaux parfois simples, d'autres fois doubles, triples pour chaque dent, toujours superficiels et parallèles, situés au même niveau sur des *dents homologues* (1).

Dans les molaires, ces rayures sont souvent nettement accusées et la couronne offre une foule d'irrégularités, de pointes, d'anfractuosités;

5° *Tubercules supplémentaires.*

*b*) *Imperfections profondes.* — Espaces interglobulaires de Czermak.

(1) En général les lésions congénitales des dents sont exclusivement dues à des troubles intrafolliculaires de la dentification. Ils se produisent donc simultanément et au même degré dans toutes les dents qui effectuent au même moment leur calcification. D'où lésions congénitales identiques pour les dents homologues et par suite symétrie des caries.

B. Lieux d'élection. — *a) Sur les dents en général.* — Symétrie des caries (nous venons de la voir). La carie affecte plus fréquemment les dents du haut que celles du bas.

Sur 10,000 caries :

6,004 supérieures ;

3,996 inférieures, rapport 3 à 2.

Exception pour les première et deuxième grosses molaires inférieures dont la carie est plus fréquente. Cela aussi bien pour les dents temporaires que pour les dents permanentes.

*b) Sur une dent déterminée.* — La carie n'affecte pas les parties convexes, lisses, polies de la couronne. C'est dans une anfractuosité préexistante qu'elle apparaît. Puis viennent les interstices dentaires (carie alors le plus souvent double), carie interstitielle ou proximale).

Enfin dans l'ordre de fréquence, indiquons le *collet* qui est spécialement affecté dans le cas de caries dominées par une cause générale et permanente (*carie en coup d'ongle, carie serpigineuse*).

**III. Causes occasionnelles.** — Maintenant que nous connaissons les causes générales et locales qui prédisposent la dent à la carie, voyons celles à l'*occasion* desquelles la carie s'installe, autrement dit celles qui *ouvrent la porte d'entrée* aux microbes de la carie sur une dent normalement constituée, ou qui *agrandissent cette porte d'entrée* sur une dent déjà prédisposée localement.

A. Fissures. — Les fissures de l'émail peuvent être dues soit à une *violence extérieure*, soit à une *transition brusque dans la température* de la bouche ; de là leur fréquence dans le Cantal où les habitants ont l'habitude de manger des pommes de terre très chaudes, et, immédiatement après, de boire de l'eau très froide.

B. Usure. — Il faut distinguer l'usure physiologique et l'usure pathologique.

La première est un phénomène normal et permanent dû à l'articulation. Elle varie sensiblement suivant le mode d'alimentation ; elle est très prononcée dans les époques primitives, probablement à cause de l'alimentation presque exclusivement crue. En général, l'usure physiologique n'atteint un certain degré que chez les vieillards, mais elle est contre-balancée par l'augmentation de densité et de résistance. En outre, les surfaces usées, étant polies et glissantes, offrent très peu de prise aux actions destructives.

L'usure pathologique peut être due à une articulation défectueuse ou encore à la pression d'appareils d'orthopédie ou de prothèse.

C. Subluxations. — Résorption alvéolaire. — En mettant à nu une portion de la dent non recouverte d'émail, en exposant le cément aux acides buccaux (1) elles contribuent à ouvrir la porte d'entrée aux agents infectieux de la carie.

D. Gingivo-stomatites. — Elles agissent de deux façons : en favorisant les fermentations acides intra-buccales, en raréfiant la paroi alvéolaire au niveau du collet des dents dont elles exposent alors le cément.

E. Agents chimiques. — M. Magitot (2), à la suite de recherches fort intéressantes, les classe en quatre groupes :

*a*) Ceux qui altèrent l'ensemble des tissus dentaires uniformément, tels : les acides lactique, butyrique, citrique, malique, le cidre, l'acide carbonique, les sucres par leurs produits de fermentation

(1) Pour le cuticule de Nasmyth, etc., voy. Sauvez, *Anatomie de la bouche et des dents* in *Manuel du chirurgien dentiste.*

(2) Magitot, *loco citato.*

(voir plus bas, *fermentations acides*), l'albumine et les substances albuminoïdes par leurs produits de putréfaction (acide butyrique, acide valérique, etc.).

*b*) Ceux qui désorganisent spécialement et exclusivement l'émail, tels : l'alun, l'acide oxalique et les oxalates acides.

*c*) Ceux qui agissent spécialement et exclusivement sur l'ivoire et le cément : l'acide acétique, l'acide tartrique et les tartrates acides, le tannin.

Notons, en outre, un fait qui se dégage des expériences de M. Magitot et qui n'est pas sans avoir une certaine importance clinique, c'est la fixation du point de concentration qui répond à l'action possible des diverses substances expérimentées. Ainsi tandis que les acides lactique, tartrique, etc., sont sans action dans une solution au millième, l'acide citrique en exerce déjà une très énergique au même degré.

F. Fermentations acides. — Microbes de la bouche (1). — On sait que l'alcool, sous l'influence d'un organisme appelé *Mycoderma aceti*, se transforme en acide acétique. Tandis que, dans la fermentation alcoolique, il suffit de mettre en présence le ferment et la matière fermentescible, dans la fermentation acétique il faut encore l'intervention de l'oxygène :

$$\underbrace{C^2H^6O}_{\text{alcool}} + O^2 = H^2O + \underbrace{C^2H^4O^2}_{\text{acide acétique}}$$

(1) Nous tenons à bien faire observer que nous disons *microbes de la bouche* et non *microbes de la carie*. Ceux-ci ne trouvent leur place qu'au chapitre des causes efficientes. Tout en rangeant les microbes de la bouche parmi les causes occasionnelles, car ils ouvrent ou agrandissent la porte d'entrée, nous leur ajouterons la qualité de *causes adjuvantes*. En effet, avec les acides étudiés au précédent chapitre, ils contribuent à la progression de la carie

Le sucre et d'autres substances, sous l'influence du ferment lactique, le *Bacillus lacticus*, se transforment en acide lactique.

$$\underbrace{C^6H^{16}O^6}_{\text{sucre}} = \underbrace{2(C^3H^6O^3)}_{\text{acide lactique}}$$

L'acide lactique, le sucre, les matières amylacées, les substances albuminoïdes, sous l'influence du *Bacillus amyloobacter*, se transforment en acide butyrique.

$$\underbrace{C^6H^{12}O^6}_{\text{sucre}} \text{ ou } \underbrace{2(C^3H^6O^3)}_{\text{acide lactique}} = \underbrace{C^4H^8O^2}_{\text{acide butyrique}} + 2CO^2 + H^4$$

Les microbes de la bouche que nous allons signaler agissent comme *causes occasionnelles ou adjuvantes* de la carie par les fermentations acides qu'ils déterminent. Ils sont extrêmement nombreux, ce qui s'explique par la situation et les fonctions de la cavité buccale (1). Ces parasites sont apportés par l'air extérieur, les aliments et les boissons et ils trouvent dans la cavité buccale un ensemble de conditions très favorables à leur développement : température élevée, liquide suffisamment nutritif (salive mêlée aux débris alimentaires et aux produits de la desquamation incessante de l'épithélium buccal), nombreuses anfractuosités où le cantonnement et la colonisation sont très faciles.

Vignal (2), sur les 19 espèces de microbes qu'il a isolés dans la bouche et dont il a étudié l'action sur un certain nombre de substances alimentaires,

(1) Thomas, Thèse, 1891.
(2) Vignal, *Journ. des conn. méd.*, 1887, p. 250.

a constaté que *neuf produisaient la fermentation lactique* ou décalcifiante.

Miller (1) a plusieurs fois cultivé un microbe provenant de la cavité buccale et qui, au point de vue morphologique et physiologique, paraît être identique au *Bacillus acidi-lactici de Hueppe*. Ce bacille représente de courts bâtonnets de 1 à 1 μ 7 de long et de 0 μ, 3 à 0 μ, 4 de large; il ne possède aucun mouvement et forme des spores. Au-dessous de 10 degrés centigrades s'arrête tout développement, de même qu'au-dessus de 45°5 centigrades.

Plusieurs bacilles amènent la *fermentation butyrique*. Ils paraissent être pour la plupart *anaérobies*, aussi leur culture présente-t-elle de grandes difficultés.

Le *Bacillus butyricus* de Prazmowski (*Clostridium butyricum*, vibrion butyrique de Pasteur, forme des bâtonnets de 2 à 12 μ de long et près de 1 μ de large, quelquefois isolés ou en longues chaînettes, ou bien encore en zooglées ; les bâtonnets prennent même quelquefois la forme de filaments.

Il est essentiellement anaérobie et son développement se trouve arrêté ou atténué en présence de l'air.

Ce bacille forme dans les solutions d'hydrate de carbone (sucre, dextrine) et d'acide lactique, des sels et de l'acide butyrique, avec dégagement d'acide carbonique et d'hydrogène.

Le maximum est 35 à 40 degrés centigrades.

Il présente une réaction particulière avec l'iode. Il forme une combinaison noir violet, qui peut être considérée comme analogue à celle de l'amidon.

Ainsi donc les fermentations acides, déterminées dans la bouche par un grand nombre de microbes,

(1) Miller, *Die Mikroorganismen der Mundhöhle* p. 19.

décalcifient l'émail pour ouvrir la porte d'entrée aux agents de la carie. Elles ont agi en tant que causes occasionnelles. Mais plus tard, une fois la carie en voie d'évolution, elles l'aideront, en tant que causes adjuvantes, à décalcifier l'ivoire.

C'est à ces agents microbiens qu'est dû l'état particulier de la bouche désigné sous le nom *d'acescence*. Dans les conditions normales de la vie, la salive vient neutraliser cette acidité due aux microbes (1). Rappin (2) constate cette acidité plus particulièrement dans les états pathologiques, dans la fièvre typhoïde, par exemple. « Dans ces pyrexies intenses, toutes les sécrétions étant diminuées, on comprend que la neutralisation des acides produits sans cesse dans la bouche par les fermentations n'est plus opérée qu'imparfaitement par la petite quantité de salive qui coule encore. »

**IV. Causes efficientes. — Microbes de la carie.** — En 1881, Underwood et Miles (3) établirent les propositions suivantes :

1° On trouve constamment des microcoques et des bactéries dans les canalicules des dents cariées ;

2° Ces microorganismes provoquent des fermentations acides ;

3° Il est impossible de reproduire la carie dans des conditions aseptiques ;

4° En conséquence, la carie est due aux acides formés par l'activité d'organismes, ces acides enlèvent les sels de chaux pendant que les substances organiques offrent un aliment et un milieu favorable aux germes eux-mêmes.

Depuis lors, ces notions ont été confirmées et

(1) Frey et Sauvez, *Gaz. des hôpitaux*, 1893.
(2) Rappin, Thèse doct. Paris, 1881.
(3) Underwood et de Miles, *Trans. du Cong. inter. des sciences méd.* Londres, 1881, t. III.

complétées pour les recherches de Miller (1), Galippe et Vignal (2).

A. Microbes de Galippe et Vignal. — Ces deux auteurs ont employé la méthode suivante : Après avoir nettoyé avec soin la surface de la dent, ils débarrassent la cavité de la carie des substances étrangères qu'elle renferme, ainsi que de l'ivoire altéré, et après l'avoir trempée dans l'alcool, la dent est flambée. Ceci fait, la dent, p.acée dans du papier stérilisé, est brisée dans un étau et les fragments de dentine sont ensemencés dans divers milieux.

En opérant ainsi, Galippe et Vignal ont pu isoler sur 18 dents, 6 espèces de microorganismes. Quatre ont été constamment retrouvées, la cinquième l'a été 8 fois et la sixième 5 fois seulement.

1° La première espèce est un petit bacille, court, épais, mesurant en moyenne 1 μ 5 de longueur. Il liquéfie la gélatine. *Il opère la fermentation lactique;*

2° La seconde espèce est un bacille ayant 3 μ de long, légèrement étranglé en son milieu. La culture ne diffère de celle du précédent que par l'extension plus considérable des colonies sur la gélatine avant la liquéfaction. Il forme de l'*acide lactique* avec le lait;

3° La troisième espèce est un bacille ressemblant beaucoup au précédent, mais ne présentant pas d'étranglement. Il ne liquéfie pas la gélatine. C'est un aérobie facultatif, qui détermine la formation de bulles de gaz en cultivant dans la gélatine. Il ne coagule pas le lait, qu'il transforme en un liquide jaune brun;

4° La quatrième espèce est un bacille très court et très mince, presque aussi long que large. Il liqué-

(1) Miller, *Deustche med. Woch*, 1884.
(2) Galippe et Vignal *Journ des conn. méd.*, 1889.

fie la gélatine et sa culture prend une teinte jaunâtre. Il transforme la caséine du lait qui répand bientôt une odeur désagréable et produit la dissolution de la fibrine ;

5° Le microorganisme rencontré huit fois seulement par Galippe et Vignal est un bacille de 4 à 5 μ de longueur, arrondi à ses extrémités. Il liquéfie la gélatine en la troublant après avoir formé une traînée blanchâtre à sa surface. Le lait est transformé par lui en un liquide brun qui, avec le temps, devient presque noir et répand une odeur nauséeuse;

6° Le microorganisme isolé cinq fois seulement est un coccus volumineux. Il n'a été rencontré que dans les dents dont la carie était très avancée. Il ne liquéfie pas la gélatine, mais forme à sa surface des traînées blanchâtres. Il coagule le lait en formant de l'acide lactique, dont la proportion peut devenir considérable, si l'on prend la précaution de neutraliser cet acide au fur et à mesure de sa production.

B. Microbes de Miller. — Miller a décrit cinq espèces de bactéries dans les dents cariées et les a désignées par les lettres α, β, γ, δ, ε.

Le microbe α se présente souvent sous forme de chaînettes, parfois il apparaît comme diplocoque ou même comme un simple monocoque. C'est, des cinq bactéries de Miller, la plus facile à isoler. Elle se développe très rapidement sur la gélatine et la transforme en une sorte de bouillie semi-liquide et transparente. Les colonies ont sur les plaques de gélatine l'aspect de petits boutons. Ce microbe forme de l'acide lactique.

Le microbe β est polymorphe, il affecte la forme de filaments, de bâtonnets et même de cocci. Il se développe très lentement et ses cultures sur gélatine sont très difficiles. Pour Miller, *c'est le véritable agent pathogène de la carie dentaire.*

Le microbre γ est un coccus très petit, presque toujours isolé. Il liquéfie si rapidement la gélatine que celle-ci est déjà ramollie dans toute son étendue au bout de quatre ou six heures.

Le microbe δ est aussi un coccus. Sa culture sur gélatine se présente en forme de pointe à la partie inférieure du tube et son développement est très lent. Il liquéfie la gélatine.

Le microbe ε est un bacille recourbé en virgule. Deux bacilles en contact par leurs extrémités donnent parfois la figure d'un S. Il se dispose parfois en filaments spiralés comme le microbe du choléra. Il liquéfie la gélatine.

Miller a encore décrit dans les dents cariées le *Bacillus dentalis viridans.* Il se rencontre dans les couches superficielles de la dentine cariée. Il apparaît sous forme de petits bâtonnets à extrémités recourbées, seuls ou par paires. Il se développe facilement dans les cultures à une température ordinaire. Les colonies apparaissent presque sans aucune couleur au microscope ou bien avec une légère teinte jaunâtre. Ils sont absolument arrondis, à bords nets, et l'on peut apercevoir, lorsqu'ils ne se trouvent pas accolés, des anneaux concentriques. Le milieu est seul coloré, les cellules restent incolores. Les cultures en strie sur agar-agar donnent une très mince croissance à bords irréguliers, réfléchissant la lumière avec une couleur bleuâtre; celle-ci devient bleu vert lorsque la lumière tombe verticalement, et reste incolore sous le microscope.

« En somme, dit le Dr David (1) parmi tous ces organismes les uns formeraient de l'acide lactique,

(1) David, *Microbes de la bouche.*

les autres détruiraient la matière protéique. Les premiers dissolvent la matière minérale de la dent, les seconds font disparaître la matière organique, et cette œuvre de destruction est *aidée* par l'action des microbes saprogènes qui pullulent dans la bouche. Ces recherches confirment le fait mis en lumière par Galippe, que les dents résistaient d'autant mieux à l'action des microorganismes développant la carie qu'elles étaient plus riches en matières minérales.

Miller a pu reproduire expérimentalement en dehors de la bouche des altérations qu'il considère comme identiques à la carie, en ensemençant sur des coupes de dents des cultures pures de microbes. Il a vu le ramollissement se produire au point qu'il pouvait plier les dents ainsi traitées. En examinant les canalicules, il les a vus remplis et dilatés par les microbes; au bout de quelques semaines ces canalicules se perforaient, formant une caverne dont le résultat était la carie.

En sorte que toutes les conditions exigées pour la démonstration de la nature infectieuse de la carie se trouvent réalisées :

1° Présence constante des microorganismes;

2° Isolement et culture pure de ces microorganismes;

3° Reproduction de la maladie par ces cultures.

Nous parlions tout à l'heure des coupes de dents colorées. Si on les examine à un fort grossissement, il est intéressant de constater un passage progressif des bâtonnets allongés aux bâtonnets courts et aux microcoques, au fur et à mesure qu'on s'éloigne de la surface ou des couches superficielles les plus compromises; les microbes les plus petits se comportent donc comme des avant-gardes dans la progression de la carie (fig. 1).

Conclusion. — Les 4 degrés de la carie dentaire. — 1er degré = altération et décalcification de l'émail.

2e degré = destruction de l'ivoire sans dénudation de la pulpe.

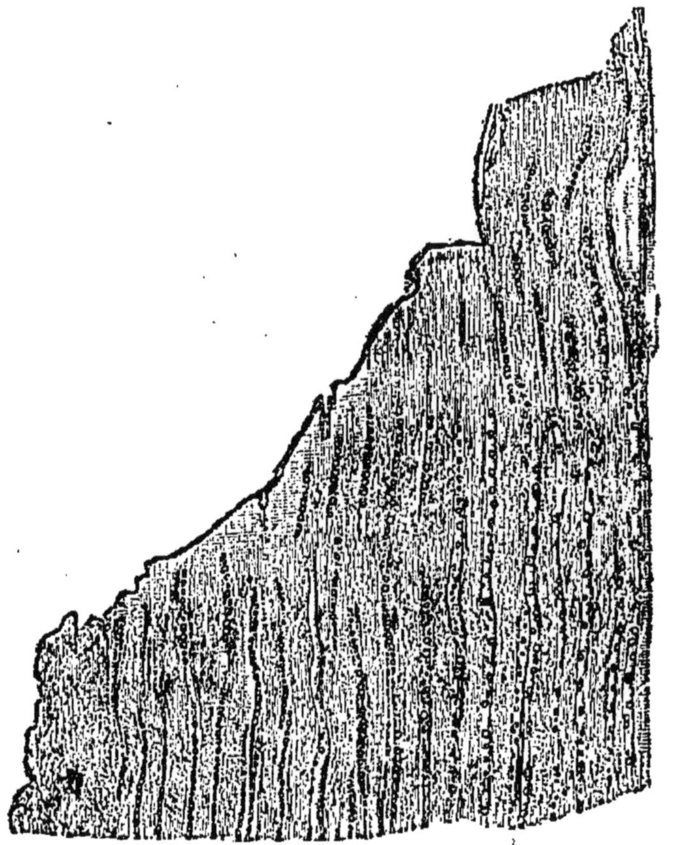

Fig. 1. — Bâtonnets allongés et bâtonnets courts (Miller).

Une fois l'accès des canalicules ouvert, la carie va prendre une allure plus rapide. Quand on plonge une dent dans un acide, on sait que l'émail se décalcifie beaucoup plus vite que la dentine; dans la carie, c'est le contraire. La raison en est facile à comprendre : le champ d'action des microbes se multiplie d'une façon prodigieuse par leur pénétration dans les canalicules.

C'est cette différence dans la rapidité des altérations subies par les deux tissus qui explique cette forme si fréquente de la cavité cariée : l'émail est percé d'un orifice plus ou moins étroit, lequel surplombe une cavité dentinaire relativement spacieuse.

3e degré = destruction de l'ivoire avec dénudation de la pulpe infectée.

4e degré = mortification et putréfaction de la pulpe.

### § 3. — *Symptomatologie. Diagnostic. Anatomie pathologique.*

**I. Carie du 1er degré.** — Définition. — La carie du 1er degré est due à l'altération, à la décalcification de l'émail après la disparition préalable de la cuticule de Nasmyth.

Symptomes. — 1° *Physiques.* — *Inspection*, faces triturantes et caries anciennes, tache foncée. Caries récentes des faces latérales : couleur grise ou jaune, opacité de l'émail.

*Palpation.* — En palpant à la sonde exploratrice, on sent les tissus friables, comme crayeux.

Par l'*inspection* et la *palpation*, on se rend compte de la *forme* de la cavité cariée. Elle est petite, quelquefois c'est une gouttière très étroite. La profondeur est variable.

2° *Fonctionnels.* — Le malade n'accuse ni douleur, ni sensation spéciale.

Marche. — La carie du 1er degré marche vers la carie du 2e degré, et *alors la douleur apparaît* (zone granuleuse ou anastomatiques) (1).

(1) Sauvez, *loco citato.*

La carie du 1er degré reste stationnaire ou a une marche progressive. Quand elle reste *stationnaire*, la dent est résistante et il y a formation de dentine secondaire (voir *Second degré*, p. 22).

La marche progressive peut être plus ou moins accentuée, plus ou moins rapide (cas où immédiatement sous la couche d'émail atteint par la carie il y a un espace dentinaire non calcifié, un espace interglobulaire de *Czermak*).

Diagnostic. — Le diagnostic de cette carie est facile, mais il ne faut pas la confondre avec de simples taches de la dent.

Anatomie pathologique. — Au microscope, on ne retrouve plus de trace de la cuticule au niveau de la partie cariée.

L'orifice de la cavité est ordinairement irrégulier et *garni de débris de prismes d'émail plus ou moins altérés*, opaques, friables.

La *coloration brune* ou *noirâtre*, qu'on remarque dans la carie ancienne à marche lente, est due à un dépôt de matière pulvérisée introduite accidentellement.

Enfin dans la carie du 1er degré, on constate déjà dans l'ivoire un phénomène d'une grande importance : le *cone de résistance de dentine secondaire*, dont nous parlerons ultérieurement.

**II. Carie du 2e degré.** — Définition. — La carie du 2e degré est une carie moyenne, non pénétrante, une carie simple de l'ivoire et de l'émail.

Anatomie pathologique. — En étudiant d'abord l'anatomie de la lésion, on se rendra mieux compte des symptômes.

*Orifice.* — Généralement, l'orifice plus ou moins étroit de l'émail surplombe la cavité dentinaire plus ou moins étendue, car nous savons que l'émail offre aux agents destructeurs une plus grande résistance.

Mais il peut s'affaisser brusquement, découvrant ainsi la cavité.

*Cavité.* — Bien qu'assez irrégulière, la cavité se rapproche ordinairement de la *forme sphéroïdale.* Mais elle peut encore être *étalée* en surface surtout quand elle supporte la pression d'un corps étranger, comme l'anneau d'un appareil de prothèse, etc. (carie écorçante de Duval).

D'autres fois, c'est un *sillon étroit et profond* (carie du collet) s'étendant en longueur dans le sens transversal (carie en coup d'ongle, carie serpigineuse de Delestre). Cette carie peut amener en suivant dans son développement un même plan horizontal, *une section complète de la couronne.*

*Parois.* — Il faut distinguer dans la recherche et l'appréciation de la dimension d'une carie, son étendue apparente, c'est-à-dire, celle qu'elle présente avec les couches d'ivoire ramolli qui la tapissent, et son *étendue réelle,* quelquefois double ou triple de la première quand on est arrivé sur la paroi d'ivoire résistante, normale, criante (cri dentinaire).

*Contenu.* — La cavité dans la carie du 2e degré contient *macroscopiquement :* 1° des détritus d'aliments; 2° de la dentine ramollie. La dentine cariée a la *réaction acide au papier de tournesol.* Ce fait déjà signalé par Tomes, a paru constant à Magitot toutes les fois qu'il expérimentait sur une carie en voie de progression, tandis que les caries qui sont à l'état d'arrêt peuvent offrir une réaction alcaline ou neutre.

En examinant au microscope le contenu de la cavité, on trouve des prismes d'émail plus ou moins altérés, isolés et brisés, quelquefois réunis encore en faisceaux (fig. 2).

A côté des débris de l'émail, on trouve ceux de l'ivoire plus nombreux et plus volumineux; ils ont la forme de *petites lames* disposées en couches molles, *blanchâtres* ou *colorées en jaune ou en brun* et dans lesquelles on reconnait encore à quelques faisceaux de canalicules interrompus la conformation antérieure.

Les autres substances que l'on observe dans le contenu d'une carie sont : des *cellules épithéliales pavimenteuses* détachées de la muqueuse buccale,

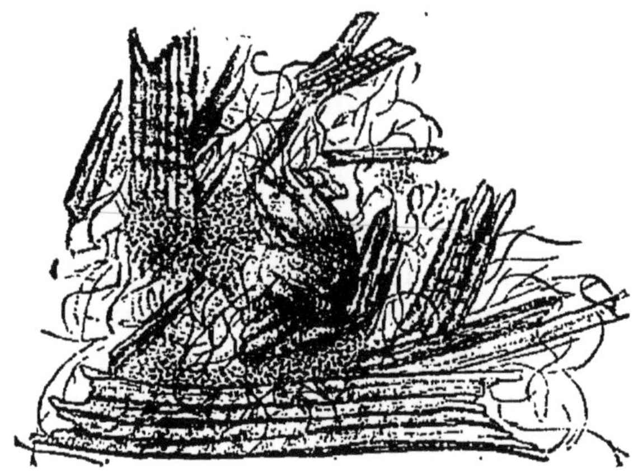

Fig. 2. — Rupture des prismes dans la carie du 2e degré (Miller).

des globules de graisse, des leucocytes empruntés aux parties voisines de la gencive, des parasites inférieurs dont nous avons déjà parlé (1).

*Réaction de la pulpe.* — « Dès le 1er degré, avant même que l'ivoire ait subi l'envahissement de la carie, sous la portion altérée de la couche d'émail, on peut trouver une zone blanche (2), transparente; cette zone a une forme à peu près constante: *un cône à base extérieure* répondant au point

(1) Voir *Microbes de la bouche, agents de fermentations acides*, p. 9, les *Microbes de la carie*, p. 12, et les autres microbes qu'on peut trouver dans la bouche, p 14.

(2) Magitot, *loco citato*.

altéré de la couche d'émail et dont le sommet tronqué dirigé vers le centre de la dent atteint assez rapidement la paroi de la cavité de la pulpe. » Ce cône transparent avait déjà attiré l'attention de Henle, Tomes, etc., il est l'indice de la résistance organique de l'organe dentaire, la preuve de la lutte que soutient la pulpe contre l'envahissement de la carie (1). La pulpe centrale est surexcitée par l'irritation extérieure à travers l'épaisseur de la couche d'ivoire et par l'intermédiaire des canalicules; d'où une suractivité fonctionnelle et un excès de production des matières qu'elle élabore habituellement.

Ces nouveaux éléments, que Tomes et Owen appellent *dentine secondaire*, pénètrent dans les canalicules, s'y déposent molécule à molécule, les remplissent et transforment bientôt l'ivoire en une masse compacte et uniforme, analogue à ce qui est

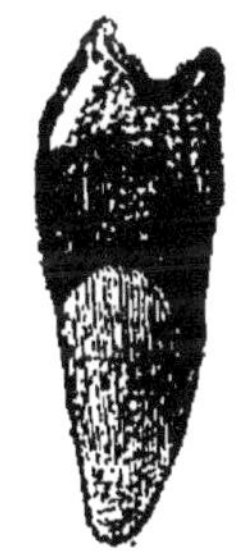

Fig. 3. — Carie (Miller).

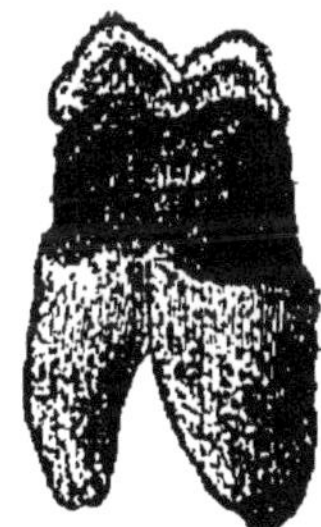

Fig. 4. — Carie (Miller).

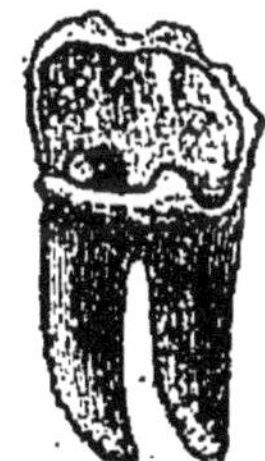

Fig. 5. — Carie (Miller).

connu dans la pathologie des os sous le nom d'*ostéite condensante* (fig. 3, 4 et 5).

*Ce cône transparent ne se rencontre évidemment pas dans la carie artificielle.*

Le 1er début de cette zone, de ce cône de résistance

(1) Frey et Sauvez, *loco citato.*

apparaît sous l'aspect d'une petite tache blanche située, *soit* dans la portion d'ivoire immédiatement sous-jacente à l'émail altéré, *soit* dans un endroit intermédiaire entre ce point et la surface de la pulpe, *soit* mais plus rarement dans le voisinage de celle-ci. Cette petite tache s'agrandit en se prolongeant dans la direction du rayon de la couronne. Mais quelquefois la formation de dentine secondaire ne se borne pas seulement aux canalicules et à leurs anastomoses; de nouvelles parties de dentine secondaire s'accumulent encore et comme elles n'ont plus de canalicules à remplir, elles se disposent en couches concentriques, *d'où retrait proportionnel de la pulpe* qui subit une atrophie progressive.

C'est à l'ensemble de ces phénomènes que beaucoup de caries doivent leur arrêt définitif et leur guérison spontanée par *leur passage à l'état de caries sèches*.

Cette production de dentine secondaire intrapulpaire affecte par conséquent une disposition variable, un *renflement* saillant dans la cavité, ou une *protubérance plus volumineuse* adhérant par un *pédicule*, ou un *cloisonnement irrégulier*, ou une *oblitération complète* de la cavité.

En examinant au microscope la dentine secondaire, on voit une masse à peu près homogène et transparente, au sein de laquelle on trouve çà et là quelques faisceaux irréguliers de canalicules parallèles, rarement anastomosés et sans issue, canalicules plus flexueux que les canalicules normaux.

Symptômes. — A. *Début*. — Le début peut être : *brusque* (espace interglobulaire de Czermak) ou *lent* : la carie du 1er degré a atteint la zone *anastomotique à la périphérie de l'ivoire*. Celui-ci, à peine attaqué, manifeste une douleur qui caractérise absolument la carie du 2e degré. Cette sensibilité est plus particulière encore aux *caries du collet.*

B. *État.* — *a. Symptômes fonctionnels.* — Douleur spontanée nulle.

*b. Symptômes physiques.* — I. *Inspection.* — 1° *De la dent dans son ensemble.* — La transparence est normale, ce qui se constate par comparaison avec la dent homologue ou avec une dent voisine non cariée.

*Au niveau de la cavité*, la coloration est anormale quelquefois blanche, ordinairement jaune ou noirâtre.

Quand la cavité est bien nettoyée, suivant qu'elle est profonde ou non, elle présente un aspect bien blanc, ou un défaut de teinte qui laisse deviner une partie de la pulpe.

2° *De la gencive.* — La coloration est normale.

II. *Palpation* avec la sonde exploratrice ou la rugine. — En explorant avec la sonde, on constate un ramollissement considérable de la paroi.

L'excavateur soulève à l'état de lames les couches d'ivoire ramollies; la plus superficielle est la plus altérée; l'instrument en enlève ensuite d'autres de plus en plus denses jusqu'à l'ivoire résistant et sain. On perçoit alors le *cri dentinaire.*

Cette excision ne provoque aucune douleur sur la dentine très désorganisée : mais, moins l'ivoire est altéré, plus il est sensible, surtout chez les sujets nerveux, à dents molles, très riches en tissu organique.

Cette douleur provoquée ne dure généralement pas longtemps, elle va toujours en diminuant d'intensité; quelquefois, elle présente déjà quelques irradiations analogues à celles que nous verrons dans le 3e degré.

On doit conseiller l'usage d'instruments à arêtes vives pour sectionner d'un coup la fibrille dentinaire, sinon on ne fait que l'irriter.

C'est au voisinage de la pulpe que la douleur devient très vive : d'où la nécessité de grandes précautions pour explorer les parties profondes de la cavité cariée.

III. *Percussion.* — A la percussion de la dent, aucune douleur, mais la percussion dans la cavité cariée (quand il s'agit d'un second degré avancé) est douloureuse, c'est ce qui explique la douleur à la pression des aliments qui s'entassent dans cette cavité pendant la mastication. Enfin dans la carie du 2e degré au collet, légère douleur à la percussion à cause d'un léger degré de périostite.

IV. *Odeur.* — L'odeur est nulle, sauf quand on creuse dans l'ivoire ; il se dégage alors une odeur fadasse, rappelant la sciure d'hippopotame.

V. *Irritation thermique.* — Le *froid* provoque une douleur assez vive persistant très souvent quelques minutes après l'application; il faut tenir grand compte de l'état nerveux du sujet pour l'appréciation de l'intensité du phénomène douleur.

La *chaleur modérée* n'est pas perçue. L'humidité exagère la sensibilité, car l'eau est bonne conductrice. La *sécheresse*, au contraire, en soustrayant à la fibrille un de ses éléments, la rend moins apte aux transmissions centripètes.

La douleur est variable d'intensité suivant le lieu plus ou moins exposé qu'occupe la carie dans la couronne de la dent. Ainsi une cavité située dans un interstice dentaire pourra rester indolente jusqu'à la mise à nu de la pulpe, tandis que, sur la face triturante d'une molaire, elle sera de bonne heure sujette à une foule de provocations douloureuses. De même dans la carie du collet, on a bien vite une sensation désagréable au passage de la brosse, de la langue.

VI. *Irritation chimique.* — Agacement, quelquefois

douleur légère au contact des aliments sucrés ou acides, surtout dans la carie du collet.

MARCHE. — Lente, rapide.

1° Lente : sèche (dentine secondaire), résistance minérale (toujours d'après la loi dite de Galippe).

2° Progressive : molle. — Virulence de l'attaque. — Défaut de résistance de la dent.

DIAGNOSTIC. — *Diagnostic avec le 3e degré.* — Ce diagnostic est souvent délicat, quand il s'agit d'un 2e degré avancé, dont la symptomatologie perd peu à peu les caractères propres au second pour commencer à décéler ceux du troisième.

*Diagnostic avec le 4e degré.* — Ce diagnostic facile est très important à faire pour éviter les ennuis de complications, telles que fluxion, abcès, etc. Il suffit de faire un examen complet à la sonde, au miroir, à l'eau froide.

**III. Carie du 3e degré.** — DÉFINITION. — La carie du 3e degré est une carie pénétrante, la pulpe se trouve atteinte, mais elle est encore vivante soit dans sa totalité (carie du 3e degré au début), soit partiellement (carie du 3e degré avancée), soit dans ses dépendances : canaux dentaires (carie du 3e degré à la fin) (1).

ANATOMIE PATHOLOGIQUE. — I). *Forme générale de la lésion.* — La lésion dans la carie du 3e degré affecte la forme de *deux cavités superposées*, celle de la carie et celle de la pulpe réunies par un espace intermédiaire nommé pertuis.

*1re cavité.* — Ses caractères ont été décrits antérieurement (carie du 2e degré).

*Pertuis.* — Le pertuis présente différentes formes : tantôt il a une étendue considérable, irrégulière,

(1) Nous pouvons donc spécifier immédiatement que sous le nom de *carie du 4e degré*, nous n'entendrons que la carie dans laquelle la pulpe est *totalement* mortifiée.

résultant de l'affaissement provoqué ou spontané de la lame profonde de l'ivoire ramolli.

Il est tantôt étroit, assez long, sinueux, lorsque des phénomènes de résistance énergique ont modifié les parties; il laisse alors à peine passer la sonde exploratrice, et il faut l'élargir et le régulariser pour apprécier l'état des parties profondes.

Le pertuis présente quelquefois *deux ou trois orifices de communication.*

II). *Pulpe.* — A. *Pulpite subaiguë.* — La pulpite subaiguë est due à l'*état légèrement hypérémique* des vaisseaux sanguins de la pulpe qui n'a plus sa couleur rose pâle; aussi la plus petite cause irritante, augmentant momentanément le flux sanguin, occasionne de la douleur par la pression que ces vaisseaux, par une plus grande quantité de sang, déterminent sur les filaments nerveux.

*Les désordres de voisinage sont nuls,* la propagation de l'inflammation au périoste ne s'observe pas encore.

B. *Pulpite aiguë.* — La pulpe apparaît avec une coloration rouge foncé, lie de vin. Les vaisseaux sanguins, trop fournis de sang et incapables de se dilater, par suite de la résistance invincible que leur opposent les parois de la cavité pulpaire, déterminent une douleur lancinante, caractéristique, par la compression des nerfs.

Au microscope, les vaisseaux sanguins sont turgides, et les globules blancs adhèrent aux parois des vaisseaux; d'autres sont extravasés par diapédèse.

La pulpe saigne abondamment au moindre contact, à la succion ; elle fait souvent hernie au dehors de la chambre pulpaire.

Fréquemment il y a *propagation de l'inflammation au périoste,* ce que l'on constate en observant la racine d'une dent atteinte de pulpite aiguë et extraite. On remarque une rougeur, de la congestion des canaux radiculaires et un piqueté rougeâtre sur le périoste de la racine.

Abandonnée à elle-même, l'inflammation à ce degré amène rapidement la *fonte purulente de l'organe*, et le 4e degré succède au 3e; ou il y a simplement mortification, gangrène et un putrilage noirâtre pénètre dans les canalicules, d'où la coloration particulière des dents dites *mortes*.

C. *Pulpite chronique*. — a. *Calcification*. — La pulpe dentaire, sous l'influence d'irritations continues et légères, donne naissance dans son intérieur à des nodules de dentine secondaire appelés *odontèles* ou *nodules pulpaires ;* ceux-ci, quand la pulpe a disparu par mortification, sont *mobiles dans la cavité de la pulpe elle-même* et *plus ou moins nombreux ;* il peut arriver que cette formation s'étende à la *totalité de l'organe*, lequel conserve alors la forme qu'avait primitivement la pulpe.

Il faut noter que, avec l'âge, quand la cavité de la pulpe se rétrécit par suite de la formation de nouvel ivoire à la surface de la pulpe, la dentine de nouvelle formation est continue avec la dentine préexistante. Au contraire, dans la formation éburnée de la pulpe entière par irritation lente de celle-ci, *la pulpe ainsi transformée n'est pas en continuité avec les parois de la cavité pulpaire ;* de sorte que la dent étant brisée, la pulpe consolidée peut être isolée avec sa forme primitive; *seulement elle reste en continuité avec l'ivoire normal qui constitue la base de la cavité de la pulpe et des racines* (1).

Comment expliquer cette particularité?

Voici une opinion émise par Paolo Carreras (de

(1) Paolo Carreras, *Il Progresso dentistico.*

Pise). Pour lui, l'irritation lente et continue qui aboutit à l'éburnation plus ou moins complète de la pulpe, détermine d'abord la nécrose des fibrilles de Tomes, de sorte que la pulpe dentaire est isolée de l'ivoire de la plus grande partie de la couronne, mais cette pulpe, toujours excitée par les fibrilles de Tomes de la base de la couronne, emploierait ses productions calcaires pour son propre compte.

b. *Dégénérescence graisseuse.* — Il y a formation de corpuscules graisseux semblables d'abord à un chapelet suivant le trajet des vaisseaux et des nerfs ; puis, par leur augmentation numérique, la pulpe diminue de volume, devient jaune pâle, translucide.

La mortification complète peut en résulter.

La dégénérescence graisseuse *s'associe parfois avec la dégénérescence calcaire.*

c. *Hypertrophie.* — L'hypertrophie s'observe surtout sur les pulpes exposées, irritées par les bords tranchants de la chambre pulpaire. Elle est consécutive à des poussées de pulpites subaiguës.

Une pulpe hypertrophiée présente l'aspect d'une masse molle, charnue, globuleuse, ordinairement réunie au reste de l'organe par une portion rétrécie au niveau de l'orifice plus ou moins étroit qui fait communiquer la cavité de la carie avec celle de la pulpe (polype).

Les molaires, en raison du volume relativement considérable de leur pulpe, sont le plus souvent le siège de l'hypertrophie. Le volume varie de celui d'un pois à celui d'une amande faisant *saillie hors de la dent elle-même.*

La pulpe ainsi atteinte est très vasculaire et l'attouchement provoque une hémorragie assez abondante. *La sensibilité n'est pas entièrement abolie.*

La surface granuleuse est de couleur rouge pourpre.

Au microscope, on remarque de l'hyperplasie, de l'hypergenèse de la pulpe; les vaisseaux sanguins sont plus nombreux; on observe une prolifération endothéliale qui en diminue notablement la lumière et quelquefois la supprime totalement. C'est probablement pour cela que la surface est sujette à une nécrose lente.

*Conséquences.* — De la pulpite aiguë ou chronique peut résulter la nécrose de la pulpe :

*a.* Partielle;

*b.* Totale; c'est le 4e degré (1).

*Altérations accessoires.* — La gencive irritée par le voisinage de l'altération produit des *fongosités gingivales.*

Quelquefois, dans la carie au niveau du collet, il y a des *productions formées par le périoste,* véritables polypes dont la masse occupe la cavité de la carie et dont le pédicule s'attache au bord terminal du périoste.

Bactériologie. — Dans la pulpe enflammée, non en communication avec la dent cariée, Galippe et Vignal ont rencontré trois espèces de microbes qui n'avaient jamais été trouvés dans la dentine. Ils expliquent cette particularité de la manière suivante : « Lorsque nous ensemençions des fragments de dent contenant la pulpe infectée, cette région était séparée de la cavité de la carie par une mince couche dentinaire, et il se peut que, par le flambage, les micro-organismes qui se rencontrent dans

(1) Nous avons, dans cette étude, simplifié la classification d'Arnim Rothmann, reproduite par Scheff dans son ouvrage intitulé *Handbuch der Zahnheilkunde*, 1892. Il divisait en pulpite aiguë septique superficielle, pulpite aiguë partielle, pulpite aiguë totale, pulpite partielle purulente, pulpite chronique parenchymateuse, pulpite chronique totale purulente, pulpite chronique hypertrophique granuleuse, pulpite chronique gangreneuse, gangrène totale de la pulpe.

la pulpe, trouvent seulement dans ce milieu des conditions propres à leur développement et que, dans leur trajet à travers la dentine, ils soient en quelque sorte annihilés dans le conflit vital qu'ils soutiennent contre les autres micro-organismes, beaucoup plus nombreux, et qu'ils aient ainsi échappé à notre travail d'isolement ultérieur. »

Le premier des micro-organismes ainsi trouvés a été le *Bacterium termo*, dont nous reparlerons au 4e degré.

Le second est celui décrit par Vignal (1), dans son premier mémoire, sous la lettre G : petit bâtonnet extrêmement court, dont le diamètre varie suivant les milieux entre 0 μ 5 et 1 μ 5. Il est rectiligne. Son caractère typique est sa couleur jaune qu'il communique à ses cultures. Il intervertit le sucre et forme de l'acide lactique.

Le troisième est le *Staphylococcus pyogenes aureus*, trouvé dans une dent très malade.

Miller, dans un travail récent sur la bactériologie de la pulpe (2), a constaté la présence constante de coques et de bâtonnets dans la pulpe enflammée. Néanmoins le nombre des bactéries trouvées n'était pas apparemment en rapport avec le degré d'inflammation, ce qui fait supposer que les bactéries ne sont pas la seule cause de l'inflammation pulpaire, mais qu'il faut aussi faire intervenir leurs produits de fermentation et de putréfaction qui imprègnent l'ivoire.

Dans la pulpe suppurante, il y a presque toujours une infection mixte. Il faut signaler particulièrement la présence de spirochaètes et de vibrions, ainsi que la constance de petits coccus ou diploco-

(1) Vignal, *Archives de physiol.*, 1886, vol. VIII.
(2) Miller, *Verh.der Deuts. Odontol. Gesells.*, Bd. VI, 1894.

ques isolés, rarement en courtes chaînes. Par contre, pour Miller, les coques pyogènes types, *Staphylococcus pyogenes aureus* et *albus*, *Streptococcus pyogenes* se rencontrent rarement dans le pus de la pulpe.

SYMPTÔMES. — A. *Début.* — *a. Début brusque.*

1° *Par accident.* — Le dentiste soignant une carie du 2e degré perfore accidentellement la chambre pulpaire. — (Cri du malade.)

2° *Par pulpite aiguë.* — Le malade avait un deuxième degré avancé, et, soit spontanément sans cause connue, soit au moment de la menstruation, soit après une irritation quelconque, il présente brusquement les symptômes de la rage de dents que nous décrirons plus loin.

*b. Début lent.*

On a un second degré avancé, la pulpe s'infecte peu à peu et les manifestations de la pulpite subaiguë apparaissent.

B. *État.* — *a. Signes fonctionnels* (1). — 1° *Pulpite subaiguë.* — *Douleurs spontanées.* — Le malade ressent d'abord des douleurs spontanées *vagues*, *quelquefois même pas nettement localisées*, ce qui, nous le verrons, *ajoute à la difficulté du diagnostic.*

Ces douleurs peuvent être soit continues, soit intermittentes, revenant quelquefois par petits accès.

*Douleurs provoquées.* — Ces douleurs sont aussi provoquées par le contact de l'air, l'absorption d'un liquide *froid* ou *chaud*, la pression d'une matière alimentaire ou d'un coton ou d'une substance obturatrice quelconque, par le vide fait dans la bouche au moyen de la succion par le contact des substances acides ou sucrées, par les efforts qui congestionnent la tête, etc.

(1) Constatons tout d'abord l'importance des signes fonctionnels dans la carie du 3e degré, car c'est un organe exclusivement organique et très vivant qui est atteint.

2° *Pulpite aiguë.* — Ici, la douleur est surtout locale, continue, lancinante avec exacerbations passagères; elle peut acquérir une intensité telle qu'elle est considérée comme une *des plus vives qu'il soit donné d'éprouver.*

Le malade perçoit les battements, dus aux pulsations artérielles, dans la dent malade et la gencive avoisinante.

Irradiations de la douleur à la moitié de la mâchoire correspondant à la dent malade, quelquefois des deux mâchoires; à la région temporale, frontale, etc. (Voir *Diagnostic*, p. 36.)

Il y a en même temps :

*Salivation,*

*Larmoiement,*

*Congestion* de l'œil et de toute la face du côté malade : « Le malade a ses feux de dents. »

*Les douleurs sont accrues* par la plus faible excitation, pression, respiration, succion, contact de corps étrangers; par les liquides chauds. Elles augmentent aussi par l'effort, par la chaleur de l'oreiller, ou quand le malade baisse seulement la tête.

*Les douleurs diminuent* par le *froid* (le malade va à l'air froid, boit froid); par la saignée de la pulpe.

En somme, les phénomènes douloureux sont accrus par tout ce qui congestionne la pulpe et diminués par tout ce qui la décongestionne.

Comme autres signes fonctionnels, signalons en outre ceux de la *périostite;* ces signes se remarquent quelquefois dans la pulpite subaiguë, presque toujours dans la pulpite aiguë; la dent semble s'allonger, le malade croit mâcher sur du caoutchouc.

3° *Pulpite chronique. — a. Signes fonctionnels.* — Ils sont peu caractérisés.

Quelquefois il n'y a *jamais de phénomènes douloureux.*

Plus ou moins fréquemment, il y a des poussées de pulpite subaiguë et même aiguë dans la calcification de la pulpe (1).

*b. Symptômes physiques.* — Nous n'avons plus à répéter l'aspect de la première cavité, celle de la carie de l'ivoire et l'aspect du pertuis. — Leur recherche est très importante, quand l'irradiation de la douleur dans la mâchoire empêche la localisation nette, surtout quand les faces interstitielles des molaires sont atteintes. Une recherche insuffisante peut donner lieu à des erreurs regrettables.

*Inspection.* — 1° *De la pulpe.* — Quand la pulpe est découverte accidentellement, elle a sa couleur normale rose pâle. Elle est plus rouge dans la pulpite subaiguë, et elle est rouge foncé, lie de vin, dans la pulpite aiguë.

2° *De la dent.* — Ordinairement dans la pulpite subaiguë, la coloration de la dent est normale, sauf sur les points cariés et dans leur voisinage.

Dans la pulpite aiguë, la coloration de la dent est normale, ou souvent elle peut présenter une perte de transparence avec une coloration ardoisée, grisâtre, voire même rougeâtre s'il y a absorption par les tubes dentinaires de la matière colorante du sang (2).

3° *De la gencive.* — La coloration de la gencive est ordinairement normale dans la pulpite subaiguë, quelquefois rouge. Le plus souvent elle est d'un rouge très foncé dans la pulpite aiguë.

*Inspection dans la dégénérescence calcique, dans l'hypertrophie de la pulpe.* — La coloration générale

(1) Godon, *Odontologie*, 1894.
(2) P. Dubois, *Thérapeutique de la carie dentaire.*

de la dent est peu modifiée, ou on note la perte de transparence déjà signalée plus haut.

Importance de l'éclairage électrique pour parfaire le diagnostic de calcification pulpaire.

Nous rappelons seulement ici les *fongosités gingivales et périostiques.*

*Inspection d'une fin de 3e degré.* — La couronne est plus ou moins intacte dans sa hauteur. — Il y a deux cavités presque réunies.

La pulpe a une coloration noirâtre. Elle est partiellement nécrosée.

*Palpation de la cavité* avec :

1° *Sonde.* — La sonde exploratrice est de la plus grande utilité pour déceler le point le plus particulièrement sensible dans la fin du 2e degré et pour le point qui reste sensible dans la fin du 3e degré.

La sonde dirige le diagnostic.

2° *Excavateur.* — Avec l'excavateur, on remarque l'insensibilité ordinaire de la dentine, sauf dans la pulpite subaiguë récente.

*Percussion.* — Douleur à la percussion de la dent quand il y a périostite. Si cette inflammation du périoste alvéolo-dentaire est assez intense, on constate une légère mobilité de la dent malade.

La percussion de la dent donne un *bruit plus sec quand la pulpe est calcifiée.*

*Odeur.* — L'odeur est d'autant plus nauséabonde que la nécrose est plus étendue et plus ancienne, et qu'on approche davantage du 4e degré.

MARCHE. — Elle peut être : lente et sourde, rapide et aiguë.

COMPLICATIONS. — *Pas de mastication du côté malade,* d'où dépôt de tartre, de mucosités à ce niveau, et les conséquences de ce dépôt.

La *salivation* peut devenir si abondante qu'elle constitue une nouvelle cause de gêne en provoquant une sputation ou une déglutition incessante, qui peuvent fatiguer le malade.

*Traumatismes de la langue et de la bouche;* ulcérations possibles par les bords de la cavité de la carie.

*Organes des sens.* — Otalgie, surdité partielle ou totale (surtout quand il y a carie des grosses molaires inférieures).

Troubles de la vision, des fonctions oculaires, larmoiement, photophobie, strabisme, troubles de l'iris, de la rétine, de la choroïde (surtout quand il y a carie des dents supérieures).

Désordres du système nerveux chez les sujets prédisposés (crises hystériques, convulsions, délire).

Les états fébriles sont rares.

Diagnostic. — 1° Avec la fin du 2e degré ou 2e degré avancé.

2° Avec le 4e degré. Le 4e degré est caractérisé par une mortification complète de la pulpe aussi bien dans la chambre pulpaire que dans les canaux; par conséquent, par l'insensibilité totale absolue de la pulpe. Dans le 4e degré, il peut y avoir des manifestations douloureuses, *mais elles ne sont jamais produites par la pulpe.*

3° On peut se demander quelquefois : *Quelle est la dent malade ?* à cause des irradiations douloureuses. Il est constant qu'une carie douloureuse d'une dent supérieure et plus particulièrement des molaires donne lieu à des points névralgiques suivant les rameaux *sus* et *sous-orbitaires, temporaux superficiels;* de plus, la douleur peut se déplacer complètement et se fixer sur une dent de la mâchoire inférieure, *généralement sur la dent homologue*, et s'y localiser si nettement que le malade se méprend complètement, entraînant parfois dans sa conviction un observateur peu attentif. Ce phénomène, dû soit à une action réflexe, soit aux anastomoses réciproques, des rameaux dentaires supérieurs et inférieurs est très fréquent tant que la sensation n'a pas pris une gravité et une intensité telles qu'elle arrive à se localiser définitivement.

Pour les dents inférieures, les mêmes erreurs ont été commises. Ainsi, la carie d'une grosse molaire ou d'une dent de sagesse donnera lieu souvent à une douleur au niveau du *point d'émergence des rameaux mentonniers*. Réciproquement, l'altération d'une canine ou d'une incisive peut causer une douleur à l'une des molaires. Quelquefois on a constaté de la douleur des rameaux cutanés cervicaux ou craniens (plus particulièrement les filets auriculaires et temporaux).

Enfin pour terminer, signalons seulement le cas très complexe où à la même mâchoire et du même côté, il y aurait plusieurs dents susceptibles de produire les phénomènes douloureux, sans localisation précise.

**IV. Carie du 4e degré.** — DÉFINITION. — La carie du 4e degré est celle dans laquelle la pulpe *totalement mortifiée* se trouve dans un état d'infection dont le degré est très variable.

Nous allons d'abord étudier la carie du 4e degré sans retentissement sur le voisinage. Avec la périostite, nous commencerons l'étude des complications.

ANATOMIE PATHOLOGIQUE. — Nous n'étudierons donc ici que les altérations du tissu dentaire dans la carie du 4e degré.

*Pulpe.* — La pulpe est mortifiée, insensible et devient un putrilage noirâtre qu'on retire par fragments. Quelquefois la pulpe est éliminée entièrement par fragments et au moment de l'examen, elle n'existe plus dans la cavité pulpaire.

*L'odeur varie avec le degré d'infection.*

*Vaisseaux et nerfs radiculaires.* — L'ivoire infecté

est plus ou moins profondément ramolli; la dent peut être réduite à un fragment de couronne ; quelquefois même à un fragment de racine (cas extrême).

Les canaux sont parfois élargis.

La coloration de la dent est grisâtre quand le tissu est compact et peu infecté.

La coloration est ardoisée, noirâtre dans les dents molles, très infectées, dans les dents anciennement malades.

En effet, dans les *dents à tissu compact, quand la pulpe s'est rétractée*, quand elle a subi un *commencement de dégénérescence calcique*, l'infection des canaux est très limitée, la dent est à peu près dévitalisée, comme elle l'est par les moyens thérapeutiques du 3e degré.

Au contraire, dans les dents molles, il y a infection non seulement du canal, mais encore de l'épaisseur de la dent par les canalicules. D'où l'*utilité thérapeutique des essences antiseptiques.*

Bactériologie. — Dans le 4e degré, la pulpe est mortifiée et plus ou moins *putréfiée*. Or, la putréfaction est le résultat de fermentations qui aboutissent à la décomposition des substances albuminoïdes. D'une façon générale, la putréfaction résulte de l'action de plusieurs microorganismes, les uns *aérobies*, les autres *anaérobies*, faisant accomplir chacun à la matière albuminoïde une étape vers la décomposition.

C'est ainsi que le *Bacterium termo*, le plus constant des organismes de la putréfaction, commence par priver la substance de tout son oxygène, puis forme une pellicule à la surface, pour empêcher l'accès de l'oxygène dans les parties profondes ; le rôle des anaérobies commence alors et fait subir à la décomposition un degré de plus et ainsi de suite.

Comme derniers termes de cette décomposition, l'on a de l'acide carbonique, de l'hydrogène carboné, sulfuré, phosphoré.

Le *Bacterium termo* est un microbe banal, répandu partout, que l'on rencontre dans toutes les matières en putréfaction et que l'on devait par conséquent trouver dans la bouche et dans les dents.

C'est à Leeuwenhoek que revient l'honneur d'avoir le premier observé le *Bacterium termo* dans les mucosités dentaires; on le reconnaît aisément dans la description qu'il donne de sa troisième espèce d'animalcules.

Il se présente sous la forme d'un court cylindre oblong, parfois muni d'un flagellum. Il possède une membrane d'enveloppe épaisse, plus claire que le reste du corps. Il est animé de mouvements variés déterminés par le flagellum. Il se présente à l'état isolé ou en amas plus ou moins considérables, c'est-à-dire en zooglées. Dans ce dernier cas, ils sont immobiles et n'ont plus de flagellum.

Ensemencé sur des plaques de gélatine, il produit rapidement la liquéfaction du milieu. Au bout de quarante-huit heures, il forme une tache arrondie d'un blanc opaque, entourée d'une zone granuleuse de gélatine liquéfiée. La tache grandit rapidement. Autour d'elle, on voit de petites taches presque microscopiques, dues à la translation des bactéries, dont la migration est facilitée par les cils vibratiles.

Inoculé par piqûre dans un tube de gélatine, il en amène la liquéfaction rapide. La partie liquéfiée forme un entonnoir étroit, descendant jusqu'à l'extrémité de la piqûre. Au bout de trois jours, la gélatine est ramollie dans sa totalité; elle est alors opalescente et verte; au bout de cinq ou six jours, elle devient d'une couleur jaune verdâtre et répand une odeur de putréfaction tout à fait caractéristique.

Le bouillon ensemencé commence par être trouble dans toute son étendue; il prend bientôt une couleur verte, tandis qu'un précipité blanc s'accumule au fond du tube, un voile gélatineux verdâtre recouvre la surface. Le *Bacterium termo* liquéfie le sérum, et, sur pomme de terre, donne une culture épaisse, glaireuse, jaunâtre.

Miller (1), dans la pulpe en putréfaction, a retrouvé les *petits coccus* rencontrés dans la suppuration ; il y ajoute des *bâtonnets gros*, rectilignes et pointus, et des *filaments*.

L'introduction dans l'organisme animal de parcelles de pulpes altérées a montré que, parmi toutes les altérations de la pulpe, celle qui paraît être la plus grave, est celle où la pulpe est transformée en un magma noirâtre, semi-fluide, nauséabond. Comme, d'autre part, on n'a pas trouvé dans ces pulpes putréfiées un nombre excessif de microorganismes, il faut admettre que la gravité des cas dépend bien moins du nombre des microbes que des produits de putréfaction (ptomaïnes) qui se développent dans les pulpes putréfiées. A l'appui de cette idée, on peut citer ce fait, que l'on peut déterminer un processus suppuratif en inoculant une pulpe putride, bactériologiquement démontrée pure de toute bactérie, les microorganismes qu'elle renfermait antérieurement ayant disparu.

L'odeur repoussante qui accompagne les altérations de la pulpe dentaire s'explique par un développement de gaz intense dans le canal radiculaire et la cavité pulpaire, dans lesquels l'accès de l'air est sinon nul, du moins minime.

(1) Miller, *loco citato*, 1894.

Ces odeurs peuvent varier suivant les espèces bactériennes et le contenu du canal qui peut être constitué par de la pulpe simple, par de la pulpe mélangée à des aliments, ou enfin par des aliments.

L'odeur est aigre quand il y a présence de débris alimentaires qui contiennent des hydrates de carbone. On peut rencontrer de l'acide sulfhydrique, du sulfhydrate d'ammoniaque, de l'hydrogène phosphoré, de l'indol, du scatol, etc.

*Il ne semble pas, d'après les recherches de Miller, qu'il existe à proprement parler une bactérie de la pulpite putride.*

Symptômes. — *a. Signes fonctionnels.* — Il n'y a pas de signes fonctionnels dans la carie du 4e degré, telle que nous la décrivons, sans complication même du côté du périoste.

*b. Signes physiques.* — Donc, utilité des signes physiques.

*Inspection.* — De la dent, de la cavité de la carie.

*Sonde à canaux.* — Il est important que la cavité soit largement ouverte pour faire franchement le diagnostic.

Nécessité d'une grande douceur et d'une antisepsie rigoureuse dans l'exploration avec la sonde, surtout chez la femme au moment des époques menstruelles.

*Excavateur.* — *Aucune douleur.*

*Odeur.* — Nauséabonde : du coton, de la mèche, quand le malade aspire.

*Agents thermiques, chimiques.* — Action nulle.

Marche. — La carie du 4e degré se termine par la désintégration plus ou moins étendue de la dent qui disparaît par fragments, ou bien il survient des complications qui font varier énormément le tableau clinique de la carie du 4e degré.

**Complications du 4e degré de la carie. — Périos-**

tite (1). — La périostite doit être divisée, au point de vue des lésions anatomo-pathologiques, des symptômes et de la marche, en 4 classes :

I. Périostite subaiguë ;
II. Périostite aiguë simple ;
III. Périostite phlegmoneuse ;
IV. Périostite chronique.

ANATOMIE PATHOLOGIQUE.

I. *Périostite subaiguë.* — On constate une simple injection du périoste avec arborisations vasculaires et un léger épaississement. Elle peut occuper la totalité du périoste, mais elle *occupe généralement seulement la région voisine du sommet.*

La congestion ne retentit d'ordinaire sur aucun *point du voisinage*, elle ne se propage pas.

C'est la phase inflammatoire la plus simple et la plus prompte à se dissiper.

II. *Périostite aiguë simple.* — Il y a exagération de l'état précédent, l'injection est très vive, l'épaississement, qui est considérable, se mesure d'ordinaire par le degré d'allongement de la dent.

L'épaississement est dû à l'injection extrême des vaisseaux, à la multiplicité des capillaires, à l'exsudat de sérosité.

*Dans le voisinage*, la gencive offre une injection manifeste sous forme d'une bande rouge qui suit la direction de la racine malade. Le tisssu osseux alvéolaire et la couche de cément n'éprouvent pas de lésion manifeste quand cette forme aiguë n'a pas une trop longue durée.

(1) Il est évident que ce terme de *périostite*, jusqu'à présent consacré par l'usage, est absolument inexact, puisqu'il n'y a pas de périoste alvéolo-dentaire à proprement parler, mais un ligament. On devrait dire (comme on commence à le faire d'ailleurs en Amérique, en Angleterre, etc.), *périodontite, arthrite.*

III. *Périostite phlegmoneuse.* — Le périoste est en pleine suppuration. L'alvéole est rempli de pus renfermant des lambeaux de périoste désorganisé. Ici les *tissus voisins* sont frappés, le cément présente les lésions de l'ostéite raréfiante ou condensante.

La gencive présente une inflammation localisée.

IV. *État chronique de la périostite.* — C'est le plus fréquent et le plus intéressant (consécutif au 4e degré); la lésion n'est jamais généralisée (contrairement à ce qui se passe dans l'arthrite, la pyorrhée alvéolaire); ici, le sommet de la racine est le lieu d'élection à peu près constant des lésions (arthrite chronique du sommet).

On remarque un épaississement considérable du périoste dans la région du sommet, mais en même temps, l'apex est mis à nu et l'orifice de la racine libre et béant, baigne dans le pus, qui quelquefois s'écoule au dehors par la couronne (carie du 4e degré à suintement). Ici les lésions du voisinage sont constantes.

Lésions anatomo-pathologiques consécutives a la périostite : — A. Fluxion ; — B. Abcès (1); — C. Fistule; — D. Nécrose partielle ; — E. Exostose ; — F. Adénite. — G. Contracture musculaire.

A. *Fluxion.* — La *fluxion* est un gonflement des parties molles de toutes les régions qui avoisinent la dent malade.

Elle peut être *gingivale* ou *faciale.*

Qu'est-elle au point de vue anatomo-pathologique?

*C'est une inflammation des parties molles à des degrés différents, depuis le simple œdème jusqu'au phlegmon circonscrit ou diffus.*

(1) Notons immédiatement que des chapitres ultérieurs seront spécialement consacrés à l'étude des kystes radiculaires et des abcès du sinus, — complications du 4e degré.

Il ne faut pas croire que la fluxion est une infiltration de gaz développée au niveau d'une cavité cariée au 4e degré; s'il y avait des gaz on sentirait une crépitation emphysémateuse, gazeuse, ce qui est relativement rare.

Donc, dans le tissu cellulaire infecté par la dent malade (infection ayant toujours pour centre d'action le point de passage au travers de l'alvéole), il y a d'abord infiltration de *sérosité albumineuse;* ici, aucune altération de la substance; *caractère particulier :* se produit avec une extrême rapidité, en quelques heures, par exemple, et se dissipe parfois de même; puis transformation possible *en une masse tremblotante, gélatiniforme*, qui elle-même peut plus ou moins se transformer en *pus*. Donc la fluxion peut être simplement œdémateuse ou peut devenir phlegmonneuse. Si le phlegmon reste *circonscrit, c'est l'abcès dont nous allons parler*. Mais quelquefois la fluxion prend les caractères du phlegmon diffus; la collection purulente franchit les plans musculaires et aponévrotiques, et c'est ainsi qu'on constate des fusées purulentes épouvantables jusqu'à la fosse temporale, la partie supérieure du cou, le voisinage de la clavicule, la fourchette du sternum.

Enfin, n'oublions pas de noter ici, à cause de la laxité du tissu cellulaire, l'extension considérable du gonflement œdémateux.

Quand il y a lésion de l'arcade dentaire supérieure, il s'étend au *tissu cellulaire palpébral ou temporal*. S'il y a périostite d'une canine ou d'une incisive, il y a gonflement de la *fosse canine*, de l'*aile correspondante du nez;* pour la mâchoire inférieure, le gonflement s'étend au-dessous de cette mâchoire. Dans tous les cas, la face est déformée.

B. *Abcès.* — 1° *Abcès de la gencive.* — Par continuité de tissu au niveau du collet de la dent. C'est un *abcès sus-périostique.* Il n'y a pas de dénudation du côté du maxillaire, ce que l'on sent parfaitement, quand on introduit le stylet après l'ouverture. Cette sorte d'abcès est très rare.

2° *Abcès vestibulaire.* — Le pus, après avoir détruit le périoste alvéolaire sur un point, s'infiltre dans l'os maxillaire à ce niveau, produisant une ostéite limitée, arrive sous la face interne du périoste maxillaire qui se soulève, s'enflamme à son niveau, transmet l'inflammation au tissu gingival, créant l'*abcès en bouton de chemise* de Velpeau.

Cet abcès est *sous-périostique.* Un stylet introduit par l'ouverture arrive sur l'os dénudé et rugueux.

3° *Abcès palatin.* — Au lieu de se porter vers la face externe de l'os, le pus peut perforer l'avéole en dedans, décoller le périoste de la voûte palatine.

Toutes les dents de la mâchoire supérieure peuvent produire ces abcès de voûte palatine, mais surtout les *dents antérieures* et en particulier les *incisives latérales ;* assez souvent aussi les racines palatines des grosses molaires supérieures.

Quelquefois l'*abcès est en même temps vestibulaire et palatin.*

Il est alors habituel de voir une des ouvertures se fermer rapidement après l'évacuation du pus ; c'est ordinairement la fistule palatine qui persiste, en raison sans doute de la situation défavorable de la muqueuse décollée pour se rapprocher des parties osseuses.

4° *Abcès vestibulo-cutanés.* — 5° *Abcès cutanés.* — C'est ici qu'il y a propagation quelquefois du côté des centres nerveux par phlébite des veines de la face.

Notons que le pus dans certains cas est d'une fétidité extrême, comme très souvent le pus au voisinage du tube digestif.

C. *Fistules.* — Les fistules succèdent ordinairement à l'ouverture de ces abcès, ou peuvent encore se former insidieusement sans symptômes manifestes (fig. 6).

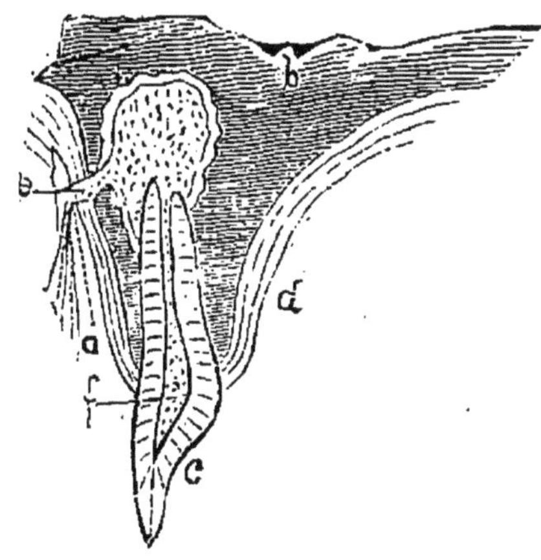

Fig. 6. — Section d'un maxillaire supérieur démontrant un abcès alvéolaire sur une incisive médiane supérieure (*).

*Point de départ.* — En général la paroi alvéolaire amincie, est perforée, en un point, d'*un orifice régulier*, percé comme à l'emporte-pièce. Plus souvent encore, elle présente l'aspect d'une lame criblée d'*une infinité de petits trous*. Quelquefois il se forme de véritables séquestres, qui deviennent eux-mêmes la cause de nouvelles fistules.

*Trajet.* — Il est le plus souvent *unique*, mais il peut être *multiple*. Il n'est pas rare d'en constater *plusieurs* se rendant séparément à des dents atteintes chacune de périostite chronique.

Quand l'abcès s'est ouvert dans la bouche *directement au niveau de la racine atteinte*, son trajet est si peu étendu qu'il n'offre rien de particulier, mais le trajet *peut avoir une certaine longueur.*

Souvent, en effet, l'orifice est assez éloigné de la dent malade; dans ce cas encore, le trajet n'offre rien de bien remarquable, c'est plutôt un décollement de la muqueuse.

(*) *a*, gencive; *b*, os maxillaire; *c*, point de la dent où doit se pratiquer la trépanation; *d*, voûte palatine; *e*, ouverture de la fistule dentaire; *f*, incisive montrant le canal de la dent rempli de pus.

Mais il n'en est pas de même quand la fistule s'ouvre à la peau : le trajet peut être très étendu, s'accompagnant bientôt sur tout son parcours d'une induration des tissus environnants, donnant au doigt la sensation d'un cordon dur. Cette bride fournit d'utiles renseignements pour le diagnostic de la dent atteinte ; mais par sa tendance à se rétracter et à se raccourcir sans cesse, elle attire fortement la peau vers l'os et imprime à l'orifice un aspect infundibuliforme tout particulier.

*Orifice.* — A la muqueuse, l'ouverture se présente quelquefois sous la forme d'une sorte de papille allongée, flexible, au travers de laquelle le pus a l'air de sourdre, mais en la déprimant avec un stylet on constate à son centre un pertuis unique. D'autres fois, c'est une *petite saillie*, dure, granuleuse, analogue au tissu cicatriciel.

A la peau, quand la fistule existe depuis longtemps, il y a une dépression en cul-de-poule de laquelle sort un liquide purulent et séreux. Lorsqu'il est peu abondant, cet écoulement forme en séchant sur les bords de petites croûtes jaunes plus ou moins épaisses qui comblent momentanément l'orifice, pouvant faire croire à sa cicatrisation ; mais bientôt la croûte détachée laisse couler le pus; et la même série de phénomènes se répète ainsi indéfiniment.

D'autres fois il y a comme une sorte de *boursouflure de la peau*, qui est violacée, rougeâtre, amincie sur une certaine étendue, excoriée surtout chez les individus à peau fine, délicate. Parfois il y a un seul orifice, quelquefois plusieurs (observation de Pietkiewicz (1), où il constate *douze orifices fistuleux* du côté droit depuis le sommet de la tête jusqu'à la clavicule).

(1) Pietkiewicz, Thèse de Paris, 1876.

La situation particulière de ces orifices varie en général avec les dents, point de départ de la fistule :

Pour les *molaires supérieures :* joues, fosse canine, orbite, fosse temporale ;

Pour les *canines et incisives supérieures :* voisinage des ailes du nez, des fosses nasales ;

Pour les *canines et incisives inférieures :* menton, région sus-hyoïdienne ;

Pour les *molaires inférieures :* angle de la mâchoire, région cervicale, etc., etc.

D. *Nécrose partielle.* — La nécrose est ordinairement si limitée qu'elle ne donne lieu à aucnn symptôme bien tranché, et passe en général inaperçue. Malheureusement, il arrive quelquefois qu'elle ne peut être enrayée et le pronostic devient très grave malgré l'extraction.

Donc ordinairement la nécrose est limitée, insensible, mais il n'y a pas de fistule sans elle. Il est très rare de pouvoir constater l'élimination d'un séquestre, si petit soit-il. Ce n'est guère que dans les abcès à répétition que l'on peut trouver dans le pus de petites parcelles osseuses au moment de l'ouverture de l'abcès.

Assez souvent cependant, l'altération de l'os est un peu plus étendue et l'alvéole de la dent malade est atteint dans toute sa hauteur, surtout en dehors.

Les nécroses partielles limitées à la paroi alvéolaire se rencontrent aussi fréquemment aux deux mâchoires ; mais les nécroses étendues se rencontrent surtout à la mâchoire inférieure; signalons cependant des nécroses, plus ou moins étendues de l'apophyse palatine succédant aux abcès de la voûte.

L'élimination de toute une paroi de la cavité alvéolaire n'entraîne pas toujours la perte de la dent ; il peut arriver qu'elle reprenne peu à peu sa fixité, surtout à la mâchoire inférieure où les réparations osseuses sont la règle.

Les nécroses étendues ne s'observent pas sans de graves lésions du voisinage : suppurations plus ou moins vastes, fistules, etc., d'où, difformités ultérieures. et actuellement, infection purulente, asphyxies, hémorragies parfois mortelles par ulcérations d'artères importantes.

E. *Exostose.* — Nous ne la signalons ici que comme une complication possible de la périostite chronique de faible intensité (fig. 7, 8 et 9). Très

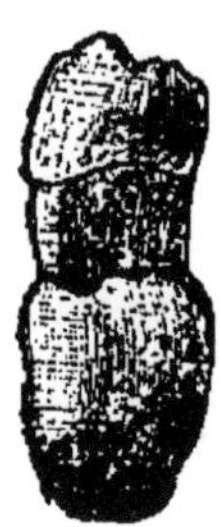

Fig. 7. — Exostose dentaire (Miller).

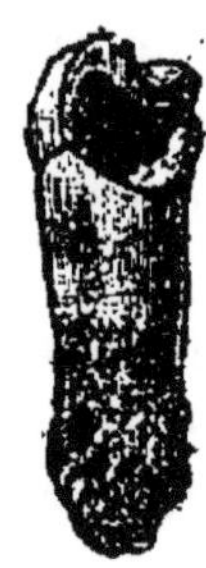

Fig. 8. — Exostose dentaire (Miller).

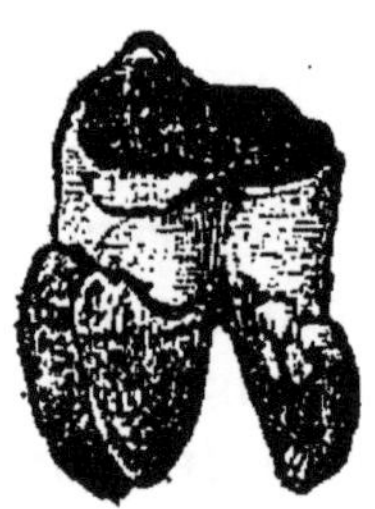

Fig. 9. — Exostose dentaire (Miller).

rarement, les exostoses sont assez considérables pour réunir entre elles plusieurs racines de la même dent, comme on le verra dans les anomalies.

Le tissu osseux alvéolaire se soulève, cède devant l'exostose, mais ne se *soude jamais au cément.*

Les difficultés d'extraction viennent donc d'un obstacle mécanique et non d'une adhérence osseuse.

Les éléments histologiques sont les mêmes que ceux du cément normal, se rapprochant pourtant un peu plus du tissu osseux.

Selon leur étendue et leur volume, Magitot les classe en 3 catégories :

1° Exostose en sphère;

2° Exostose en nappe;

3° Exostose en masse.

F. *Adénite.* — Elle est très fréquente dans la périostite et peut arriver jusqu'à la suppuration.

Un ou plusieurs ganglions s'enflamment suivant l'état local et général du malade.

Ordinairement l'adénite est sous-maxillaire pour les deux mâchoires.

(Les ganglions sous-maxillaires sont le centre de tout le système lymphatique de la face.)

Quelquefois cependant l'adénite est *prémassétérine* ou *parotidienne*

G. *Contracture musculaire.* — *Trismus.* — On la rencontre rarement dans la périostite des dents antérieures et de toutes les dents de la mâchoire supérieure en général, même les grosses molaires. Mais on la rencontre toujours quand les molaires inférieures sont atteintes, les dents de sagesse surtout.

*Théorie. — Propagation de l'inflammation au tissu cellulaire interposé entre les faisceaux musculaires. De sorte qu'il y a dégénérescence possible du tissu musculaire.*

SYMPTOMES. — I. *Périostite subaiguë et aiguë.*

1° *Signes fonctionnels.* — Dès le début le malade a un sentiment de *gêne*, de *tension* au niveau de la dent malade. Il accuse la sensation d'un *corps étranger*, d'une *pesanteur*, ce qui s'explique par le gonflement du périoste.

En outre, il a le besoin instinctif d'exercer des *pressions* sur l'organe malade en rapprochant les mâchoires, d'où un *soulagement notable* par le simple fait du dégorgement mécanique.

Ce soulagement est d'ailleurs de faible durée, car avec les progrès de l'inflammation, la douleur devient plus nette, continue, lancinante, avec battements isochrones aux pulsations artérielles, comme dans tout début d'une inflammation.

Signalons en même temps *un degré très faible d'allongement* quelquefois difficile à constater, mais tout à fait perceptible pour le malade qui déclare que dans le rapprochement des deux mâchoires, la dent affectée est rencontrée la première et quelquefois même s'oppose au rapprochement normal. En outre, *ces contacts, même le contact de la langue, deviennent à présent la cause de douleurs vives ;* aussi le sujet les évite, en ne masticant pas du côté malade.

*Pendant la nuit, recrudescence de tous les symptômes.* Si le malade s'endort, la dent affectée échappant pendant plusieurs heures au contact involontaire ou conscient des dents antagonistes, *est soulevée encore plus.*

Pendant la journée, tous ces phénomènes diminuent

2° *Signes physiques.* — *Inspection.* — *Gencive.* — Elle est d'une rougeur plus ou moins vive suivant exactement comme direction et comme siège l'étendue du périoste enflammé.

*Percussion.* — Elle donne un son *sourd*, la sensation d'un corps élastique, le choc est plus ou moins douloureux, la dent plus ou moins molle.

*Il y a surtout douleur à la percussion dans l'axe de la dent.*

On percute sur les *différents cuspides* des dents multiradiculées pour se rendre compte de la racine la plus malade.

On fait encore la *percussion dans plusieurs directions* (un doigt sur la face opposée à celle sur laquelle on frappe), pour se rendre compte de la mobilité, de la longueur de la racine.

*Chaleur.* — La chaleur est mal supportée : liquide chaud, voisinage d'un foyer, chaleur du lit.

II. *Périostite phlegmoneuse.* — L'ébranlement de la dent devient considérable.

La gencive devient le siège d'un véritable phlegmon.

Et alors, ou la *période de destruction continue* pour aboutir à l'élimination de la dent, après de nouvelles exacerbations aiguës et des recrudescences de douleur.

Ou la *périostite passe à l'état chronique*, ce qui correspond à sa localisation au sommet.

III. *Périostite chronique. — La sensibilité au contact diminue*, parfois même il ne reste plus qu'une simple douleur à la pression du doigt sur la partie correspondante de l'alvéole.

Mais les crises aiguës sont plus ou moins fréquentes, et, après chacune d'elles, l'indolence de moins en moins nette et persistante, car les parties voisines se ressentent de plus en plus de cette inflammation chronique à crises aiguës plus ou moins rapprochées.

M. Dubois a signalé la présence du tartre sur un point circonscrit, sans que le dépôt soit étendu, dans ces cas de périostite chronique.

*Signes généraux.* — Ils n'appartiennent pas aux formes simples, tout au plus la forme aiguë franche amène-t-elle un *léger mouvement fébrile.* Mais ce sont les complications que nous connaissons déjà, qui entraînent tout un ensemble de phénomènes généraux : inappétence, insomnie, délire, troubles nerveux, généraux (convulsions), *cachexie buccale* de Chassaignac, quand la suppuration est très intense, très virulente, voire même terminaison fatale par *pyohémie* ou *phlébite des veines du cou et des sinus de la dure-mère.*

Symptomes des complications. — *Fluxion.* — Rappelons d'abord que la périostite subaiguë, la périostite aiguë franche n'y donnent pas lieu. Pour qu'il y ait fluxion, il faut *soit une périostite phlegmoneuse, soit un retour à l'état aigu de la forme chronique.* Dans ces cas-là seulement, la paroi alvéolaire présente une ostéite qui par contiguïté enflamme le tissu conjonctif de la gencive et de la face.

Si la fluxion est simplement œdémateuse, la douleur est minime, à peine se manifeste-t-elle légèrement à la pression.

Souvent le gonflement apparait subitement sans aucun accident qui le fît prévoir, quelquefois même la lésion primitive est méconnue et la fluxion peut alors être prise pour un *érysipèle de la face*. Le diagnostic se fera par l'étude des symptômes généraux, plus intenses en général dans l'érysipèle (fièvre, embarras gastrique) et des signes locaux (bourrelet érysipélateux, absence de dent cariée, ou du moins cariée au 4e degré et douloureuse).

*Fistule*. — La fistule est une complication de la forme chronique de périostite.

Elle débute de deux façons :

1° D'abord un *abcès* et consécutivement la fistule. Ce n'est pas à dire que l'abcès entraîne toujours la fistule. L'abcès peut n'être en effet que le phlegmon d'une fluxion dans la périostite aiguë.

2° *Périostite chronique*, ostéite alvéolaire consécutive et formation d'un trajet purulent.

Examen avec le stylet, avec l'injection de liquides colorés ou non.

La percussion de la dent n'est pas douloureuse.

*Évolution*. — Apparition assez fréquente d'accidents aigus, d'abcès par rétention du pus quand la fistule se bouche.

# CHAPITRE II

## KYSTES

**Kystes folliculaires.** — Nous les étudierons avec les anomalies (anomalies de structure profonde). La follicule dentaire devient kystique, sa paroi distendue par le liquide se double dans son mouvement d'extension d'une paroi osseuse empruntée au maxillaire.

**Kystes radiculaires.** — Ce que nous voulons étudier c'est le :

*Kyste radiculo-dentaire de Delpech* (1828);

*Kyste alvéolo-dentaire de Forget* (1840);

*Kyste périostique de Magitot;*

*Kyste radiculaire d'Aguilhon de Sarran* (1).

Description. — Une dent est arrachée, le kyste généralement petit se trouve à l'extrémité de la ou des racines.

*Paroi. — La coque cellulo-fibreuse est plus ou moins épaisse. La face interne est tapissée par un épithélium.* — La couche épithéliale est tantôt simple, tantôt stratifiée, pavimenteuse, quelquefois même on remarque des bourgeons ayant l'apparence de villosités.

(Quand il n'y a qu'une seule couche de cellules et que celles-ci sont très aplaties, elles peuvent passer inaperçues et faire croire à une absence d'épithélium. En réalité elles peuvent être entraînées dans des manœuvres de préparation, ce qui sera peut-être arrivé à Evê, qui nie la présence de cet épithélium.)

La face externe est en rapport avec le tissu osseux; elle y est adhérente, lorsque des phénomènes inflammatoires y ont lieu, mais le plus souvent elle n'y

(1) Aguilhon de Sarran, *Comptes rendus de la Société de Biologie*, mars 1884, p. 184.

adhère pas; c'est pourquoi le kyste vient avec la racine, à laquelle il est fixé, quand on fait l'avulsion de la dent.

Rappelons que la poche kystique est presque toujours en rapport avec une racine de dent malade (exostose, résorption), dont l'extrémité plonge dans le kyste; celui-ci s'insère en quelque sorte sur son pourtour.

*Contenu.* — Le contenu est *séreux*, *généralement* peu abondant; il devient *purulent* sous l'influence de l'inflammation. D'après Broca, quand l'inflammation a cessé le liquide peut redevenir séreux.

*Évolution.* — Le début n'est pas appréciable, car généralement, les *lésions chroniques de la pulpe et de l'extrémité de la racine* agissent d'une manière lente et continue. Mais un traumatisme sur la dent ou une obturation intempestive impriment ordinairement une poussée à l'évolution kystique.

La marche est lente, subaiguë, indolente, s'évaluant par mois et même par années. Il y a des alternatives de calme et de douleur, selon que l'inflammation s'apaise plus ou moins vite.

Mais quand le kyste est arrivé à un certain volume, il s'enflamme, suppure, s'ouvre, se termine absolument comme un abcès : ostéite, fistule, etc.

Deux théories pour la pathogénie :

L'une, défendue par M. Malassez, fait naître le kyste des débris du cordon épithélial de l'organe de l'émail; c'est la *théorie épithéliale.*

L'autre, défendue par M. Magitot admet que le kyste provient du périoste dentaire; c'est la *théorie périostale.*

Pour Magitot, la lésion radiculaire entraîne l'inflammation lente du périoste qui se décolle de la racine. Tantôt le décollement s'étend à toute la périphérie du sommet radiculaire qui plonge dans la cavité du kyste. — Tantôt, mais bien rarement, il serait borné à un point de la circonférence de la dent. — Le kyste est terminal dans le 1er cas, latéral dans le 2e.

L'épithélium dont est tapissé le kyste n'apparaitrait, d'après une première théorie admise par Magitot (1873), que consécutivement à la formation de la poche kystique, il se produirait alors par *genèse directe*. Cet auteur s'est ensuite rangé (1884) à l'opinion émise par Broca en 1869 et soutenue par Flakson (1879).

D'après cette manière de voir, la couche épithéliale kystique procéderait de l'*épithélium adamantin* qui est en rapport avec la face interne de la paroi du sac folliculaire. Cette paroi deviendrait plus tard, une fois la dentition achevée, le périoste alvéolo-dentaire; elle contiendrait alors sur la face interne des vestiges de l'épithélium adamantin.

Malassez admet la théorie déjà suivie par Verneuil en 1873, d'après laquelle diverses affections des mâchoires auraient pour point de départ les *débris du cordon épithélial* de l'organe de l'émail. M. Reclus a déjà démontré qu'une variété de tumeur grave, qu'il a appelée *épithélioma térébrant* et rencontrée au maxillaire supérieur, semble avoir cette origine.

Sous une influence quelconque, une irritation de voisinage le plus souvent, ces débris épithéliaux restés longtemps inactifs, se mettraient à se développer, à bourgeonner et donneraient lieu, suivant leur mode de développement, tantôt à une tumeur maligne, tantôt à des kystes péridentaires (Verneuil et Reclus) ou para-dentaires (Malassez).

Ceux-ci prennent donc pour point de départ les débris épithéliaux du cordon restés à l'état embryonnaire. Ces masses venant à se développer, *les cellules centrales se fondent et donnent naissance à un liquide séreux, tandis que les cellules périphériques se disposent en forme de paroi limitant une poche.* Au fur et à mesure que la quantité de liquide s'accroît, la poche augmente d'étendue, repousse les parties voisines, les lames du maxillaire, vient se mettre en contact avec la racine de la dent et y adhère par les fibres ligamenteuses qui l'enveloppent. Ainsi serait formé le kyste qui, dans une extraction, vient avec la racine quand il est petit et adhère fortement à la coque osseuse périphérique lorsqu'il est plus volumineux ou qu'il s'est enflammé.

Comment le kyste se met-il en contact avec la racine, s'il se forme à une certaine distance?

M. Malassez répond que le kyste se développe de préférence dans le sens où la résistance est la moins grande, c'est-à-dire entre les faisceaux du ligament dentaire. En outre le débris fœtal se trouve justement correspondre à la racine de la dent quand celle-ci a terminé sa croissance.

C'est ainsi que M. Charvot a constaté dans certains cas que les débris épithéliaux apparaîtraient à l'examen histologique sous la forme d'une petite masse arrondie, à cavité centrale parfaitement nette et à contour fibreux déjà visible.

M. Nepveu soutient la même opinion.

En somme l'accord est bien près de se faire quant à l'origine de l'épithélium : M. Malassez le fait venir des débris du cordon du follicule et M. Magitot du follicule même. Donc la différence ne subsiste réellement que pour ce qui se passe ensuite au sujet de cet épithélium. M. Malassez pense qu'il forme à lui seul la cavité kystique. M. Magitot croit au contraire que la cavité se forme par le soulèvement du ligament alvéolo-dentaire, que l'épithélium se borne à tapisser. L'épithélium jouerait donc le rôle principal dans la théorie de Malassez, et, au contraire, un rôle tout à fait secondaire dans la théorie de Magitot (David).

Signalons seulement la théorie d'Aguilhon de Sarran, qui fait provenir l'épithélium de l'endothélium vasculaire du voisinage.

Maintenant que nous avons indiqué les deux théories, *discutons-en les arguments.*

« Il n'y a pas de périoste, il n'y a qu'un ligament », dit Malassez. Qu'importe? Dans les deux théories, un tissu résistant forme la paroi du kyste.

« Le ligament alvéolo-dentaire ne représente nullement le sac folliculaire », dit Malassez sans apporter d'argument.

On se demande ce que deviendra le sac s'il ne forme pas le périoste; on peut écrire jusqu'à la preuve du contraire que le tissu fibro-celluleux inter-alvéolo-dentaire représente les vestiges du sac folliculaire.

« Entre ligament et racine pas de cellules épithéliales. » Magitot soutient le contraire.

La théorie de Magitot explique plus naturellement que celle de Malassez un certain nombre de faits :

1° *Point de départ du kyste et ses rapports intimes avec la racine.* — Nous n'avons pas à invoquer une migration plus ou moins hypothétique, comme dans la théorie de Malassez;

2° *Localisation du kyste au sommet des racines,* au seul point où la membrane alvéolo-dentaire puisse se laisser décoller, car elle est peu adhérente dans le fond de l'alvéole, à l'entrée du faisceau vasculo-nerveux;

3° *Adhérence des kystes à la racine.* — Le kyste vient avec la dent pendant l'extraction, car la membrane alvéolo-dentaire est plus adhérente à la racine qu'à l'alvéole. Lorsqu'il se rompt, la rupture a lieu au pôle opposé, au point d'insertion, à l'endroit où la membrane est le moins épaisse.

Diagnostic. — *Abcès.* — *Différence anatomo-pathologique.* — Ici *pas de poche;* au lieu de séjourner, le pus se crée rapidement une issue.

*Différence étiologique.* — L'abcès succède ordinairement à des lésions aiguës de la dent.

*Différence dans la marche.* — Les abcès se forment en 12, 24 et 36 heures; c'est par mois et même par années qu'on peut évaluer la durée du développement du kyste.

*Différence dans la terminaison.* — Quand le kyste suppure, s'abcède, s'ouvre au-dehors, tout n'est pas fini une fois la dent enlevée; *ce n'est qu'après l'élimination de la paroi du kyste* qu'il y a guérison.

Historique. — Pendant longtemps, confusion avec les diverses tumeurs de la mâchoire. Quelques descriptions de Scultet (1654), de J.-L. Petit (1723), laissent entrevoir une vague distinction.

Fauchard (1728) fait le premier cette distinction.

Jourdain (1778) la fait également, mais d'une façon moins nette.

Duval (1812) laisse une très bonne description du kyste radiculaire, à laquelle il n'y aurait rien à ajouter sans la couche épithéliale.

Delpech (1828). — Kyste radiculo-dentaire.

Forget (1840). — Kyste alvéolo-dentaire. Il en esquisse la pathogénie.

Magitot, Verneuil, Reclus, Nepveu, Charvot, Fouchez, Malassez.

# CHAPITRE III

## POLYARTHRITE ALVÉOLO-DENTAIRE

### § 1er. — *Définition.*

La polyarthrite alvéolo-dentaire est une affection des articulations dentaires caractérisée par l'ébranlement progressif et continu des dents atteintes, la résorption de leurs alvéoles, accompagnée de phénomènes inflammatoires du côté des gencives et de la pulpe. Cette maladie est de nature infectieuse, mais les influences prédisposantes jouent un rôle considérable.

Abandonnée à elle-même, elle se généralise et aboutit à la chute des dents.

### § 2. — *Historique.*

Fauchard en 1746 (1) avait déjà remarqué cette étrange maladie. Il reconnaissait l'impuissance des moyens thérapeutiques et sa terminaison inévitable par la perte des dents. Il l'appelait le *scorbut des gencives*, de même que Mary et Rogers.

Jourdain (2) a donné à cette affection le nom de *suppuration conjointe des alvéoles et des gencives*. Il admet qu'elle a pour siège à la fois le tissu gingival et l'alvéole proprement dit. Il la regarde comme de nature scorbutique et ne voit qu'un seul moyen de guérison : l'ablation des dents.

Toirac, frappé d'un de ses signes les plus caractéristiques, a donné à cette maladie le nom de *pyorrhée inter-alvéolo-dentaire*. Il est regrettable qu'il n'en ait

(1) Fauchard, *Chirurgien-dentiste*, t. I, p. 275.
(2) Jourdain, *Maladies de la bouche*, t. II, p. 396.

tracé aucune description et se soit borné à faire sur ce sujet une simple communication orale dans une société médicale de Paris.

Oudet (1) en 1835, lui conserve le nom assigné par Jourdain et suppose le premier que l'affection parait siéger dans la membrane externe des racines.

Marchal de Calvi (2) décrit en d'excellents termes la « *gingivite expulsive* » ; et la dénomination assez heureuse qu'il propose est restée classique.

Magitot (3) en a publié en 1873 une description magistrale sous le nom d'*ostéo-périostite alvéolo-dentaire*.

Mais les découvertes récentes de l'histologie, de l'anatomie pathologique et de la bactériologie devaient enrichir l'histoire de cette maladie de notions qui, jusque-là, n'avaient pu être qu'entrevues.

Malassez établit que le prétendu périoste alvéolo-dentaire n'a rien de commun avec le périoste des os, que les moyens d'union qui rattachent les racines à l'alvéole sont de véritables ligaments, et qu'enfin les rapports de la dent avec l'alvéole sont ceux d'une véritable articulation. La pathologie vint confirmer les données de l'anatomie.

Galippe, seul ou avec Malassez (4), étudie les lésions de la gingivite expulsive, il cherche à montrer que l'affection est de nature microbienne, affirme, contrairement à l'opinion de Magitot, que son début est gingival, et, voulant résumer d'un mot sa doctrine, propose de dénommer l'affection : *gingivite arthro-dentaire infectieuse*.

Magitot oppose à cette dénomination celle d'*arthrite symptomatique*.

(1) Oudet, *Dict. de médecine en 30 volumes*, t. X, p. 195, 1835.

(2) Marchal de Calvi, *Comptes rendus de l'Académie des Sciences*, 10 septembre 1861.

(3) Magitot, *Mémoire sur les tumeurs du périoste dentaire et sur l'ostéo-périostite alvéolo-dentaire*, 2e Édition, Paris, 1873.

(4) Galippe, *Journ. des conn. méd.*, 1884, 1887, 1888, 1889, 1890.

Signalons en passant un mémoire très complet et très intéressant d'Aguilhon de Sarran (1), les travaux de David (2), de Richer (3) (1890), de Carrière (4) (1892), et ceux de Miller (de Berlin) concernant la bactériologie de cette affection.

Dans la littérature américaine, on la connaît sous le nom de *maladie de Rigg*.

Rédier (de Lille) propose le nom de *polyarthrite alvéolo-dentaire*, dénomination acceptée par son élève Quilliot (5).

## § 3. — *Étiologie.*

**I. Causes prédisposantes générales. — A. États généraux ou diathésiques**, tels que *goutte*, *arthritisme*, *albuminurie*, *diabète*, etc. — C'est ainsi que l'on observe des poussées rhumatismales se localisant sur les articulations alvéolo-dentaires et se comportant comme celles des autres articulations.

Maintes fois, un diabète, confirmé par l'analyse, a pu être diagnostiqué par la simple inspection des articulations des dents. Signalons même ce fait clinique bien connu que la polyarthrite augmente ou diminue avec la quantité de sucre, sa guérison même coïncidant avec celle du diabète (Bouchard).

B. Troubles trophiques (trophonévroses). — Au cours du tabès, on a observé de la polyarthrite alvéolo-dentaire, sans phénomènes inflammatoires le plus souvent. M. Demange (6) a constaté dans

(1) Aguilhon de Sarran, *Société de Chirurgie*, 16 juin 1880.

(2) David, *Gazette des hôpitaux*, 23 juillet 1885, p. 667. — *Gazette hebdomadaire*, 1889, p, 139.

(3) Richer, Thèse, 1890.

(4) Carrière, Thèse, 1893.

(5) Quilliot, Thèse de Lille, 1895.

(6) Demange, *Revue de médecine*, mars 1882. — Drs Lemarié et A. Bernard, *Les altérations dentaires au cours du tabes*, in *Odontologie*, février 1894.

deux autopsies des lésions de névrite des nerfs de la cinquième paire.

C. Age. — Surtout après quarante ans. La fréquence de la polyarthrite alvéolo-dentaire chez le vieillard explique l'opinion de Bourdet, Piorry, Gosselin, qui font essentiellement consister cette maladie dans une lésion osseuse : les procès alvéolaires s'atrophient, comme tout le tissu osseux en général, le col du fémur par exemple; ils arrivent même à se résorber. Dans la bouche les conditions topographiques particulières exposent cette ostéite raréfiante à un milieu particulièrement infectant.

**II. Causes prédisposantes locales.** — A. Topographiquement. — L'articulation alvéolo-dentaire est vite ouverte à l'infection.

B. Anomalies d'articulation. — Disparition des molaires, pression anormale sur les dents antérieures par exemple.

C. Antagonisme vital de Baumé entre les dents et les maxillaires; les maxillaires ont tendance à chasser les dents qui n'articulent plus.

D. Gingivites (Galippe).

E. Dents trop serrées (Després, Baronnet).

F. Minceur du bord alvéolaire.

G. Minéralisation excessive de la dent. — Faiblesse consécutive de l'articulation (Dubois).

**III. Causes déterminantes.** — Microbes. Nature infectieuse démontrée :

1° Par l'examen de coupes de dents colorées;

2° Par la contagion de dent à dent et d'individu à individu ;

3° Par la culture et l'isolement des parasites.

1° Coupe. — D'après Malassez et Galippe, l'épithélium de la gencive est recouvert de microbes différents au milieu desquels on reconnait des touffes de de Leptothrix. Dans le cément les anfractuosités sont remplies de parasites ; ils pénètrent dans les canalicules dentinaires et peuvent atteindre la pulpe.

2° Contagion. — Elle est facile à constater; elle débute par une dent déviée par exemple, elle gagne les dents voisines si on n'intervient pas, ou encore au niveau d'une première grosse molaire supérieure en raison de l'accumulation toujours très grande du tartre à ce niveau (voisinage de l'embouchure du canal de Sténon) et sur un *terrain prédisposé*, elle contagionne les autres articulations alvéolo-dentaires.

Chez les individus de sexe différent, cas signalé par Legendre : une femme à bouche saine est atteinte de gingivite expulsive, car son protecteur était infecté de cette maladie (?)

3° Culture. — Galippe et Vignal reconnaissent six espèces :

*Streptococcus.* — Peut-être le *pyogenes.* — *Staphylococcus aureus.* — *Staphylococcus albus.* — Bacille de Vignal, etc.

En outre quelques microbes de la carie dans les altérations superficielles du collet et de la couronne nos 1, 2, 3, 5.

Muller reconnaît deux microbes : 1° Le *Micrococcus gingivæ pyogenes ;*

2° Le *Bacterium gingivæ pyogenes.*

M. Galippe a isolé du pus de la polyarthrite alvéolo-dentaire deux microbes qu'il appelle dans une classification provisoire $\gamma$ et $\beta$.

Le microbe $\gamma$ est un diplocoque très fin qui, sur les cultures, prend la forme d'un bâtonnet.

La bactérie $\beta$, signalée encore par Galippe, se différencie de $\gamma$ par quelques caractères.

L'inoculation du microbe $\gamma$ à un lapin a permis de constater les faits suivants : Au bout de quinze jours l'animal amaigri avait présenté sur l'une des cuisses un abcès considérable ; dans le pus on isola le microbe γ à l'état de pureté. Au bout d'un mois on sacrifia l'animal et à l'autopsie on trouva un abcès du foie, des abcès multiples de la région inférieure de la cuisse et qui communiquaient, avec le foyer d'une fracture du fémur. Des abcès siégeaient également au niveau des côtes et plusieurs d'entre eux communiquaient avec des fractures de ces os. Une des côtes était gonflée et ramollie comme dans certaines formes d'ostéite.

Malassez après l'examen des pièces, conclut que l'ostéite était cause de la fracture des os et des abcès circonscrits.

La bactérie β inoculée aux animaux détermine également des suppurations. Après injection sous-cutanée, un cobaye est mort, au bout d'une vingtaine de jours, avec abcès dans le tissu cellulaire et abcès du foie qui avaient déterminé une péritonite secondaire. Dans le pus des abcès, on retrouva le microbe β dont on obtint des cultures (1).

L'inoculation du parasite γ et β entre les dents et les gencives des animaux n'a donné que des résultats incertains sinon négatifs. Le microorganisme qui paraît à M. Galippe le plus fréquent et peut-être aussi le plus actif de la polyarthrite alvéolo-dentaire est un coccus généralement réuni en chaînettes assez longues et enroulées sur elles-mêmes lorsqu'on le cultive sur le bouillon neutralisé et peptonisé.

En raison de l'aspect morphologique ainsi que de son action très variable sur les animaux, M. Galippe est tenté de rapprocher ce microbe du Streptococcus pyogenes de Rosenbach. La deuxième forme de micro-organisme qu'il a rencontrée dans presque tous

(1) Galippe, *Journ. des conn. méd.*, 1887, p. 130

les cas est le Staphylococcus aureus. Il était presque constamment associé au Staphylococcus albus. Le quatrième micro-organisme qui a été isolé paraît être une des formes du Proteus de Hauser. Il se présente sous la forme de bacilles plus ou moins longs. Deux autres bacilles moins constants ont été rencontrés (1).

Magitot attribue une importance toute spéciale au terrain arthritique. Mais, lui objecte Galippe, la pyorrhée peut exister chez des individus indemnes de tout état général morbide ou héréditaire (2).

Un autre point divise encore Magitot et Galippe : pour Magitot, il n'y a de gingivite à aucun degré; d'abord la déviation de la dent, dit-il, sans aucun autre signe, c'est le premier phénomène de l'arthrite à son début.

Pour Galippe, l'*arthrite n'est pas primitive, mais secondaire à la gingivite, ordinairement*, c'est de la gingivite tartrique qu'il s'agit. On a objecté que, sur certaines dents, il n'y a pas de tartre, mais il faut se rappeler que le tartre n'est pas exclusivement constitué par des concrétions pierreuses. Si la marche de la maladie est rapide le tartre n'a pas le temps de s'organiser et au collet des dents, *il y a un enduit plus ou moins visqueux, qui est du tartre liquide.*

Il existe une autre forme de l'affection : la *forme sèche* de Cruet (3), caractérisée d'après lui par l'absence de suppuration et de décollement gingival. Pas de clapier, rétraction progressive de la gencive et du bord alvéolaire. Cette différence d'aspect est

(1) Galippe, *Journ. des conn. médicales*, 1890, p. 266.

(2) Pour le professeur Rédier également, c'est à l'état général d'abord que sont attribuées les modifications articulaires, lesquelles peuvent ultérieurement être *aggravées* par l'invasion microbienne.

(3) Cruet, *in* Richer, Thèse.

due uniquement, pour Galippe, à l'épaisseur plus considérable du bord alvéolaire, *qui présente alors une résistance égale à celle de la gencive*, de sorte qu'il se détruit parallèlement ou à peu près et il n'y a pas de clapiers; donc la suppuration (*qui existe*) ne séjourne pas, entraînée par la salive à chaque instant; on peut s'en convaincre par l'examen de celle-ci au microscope.

## § 4. — *Pathogénie.*

Les fibres du périoste alvéolo-dentaire servent de gaines protecrices, aux nombreux vaisseaux destinés à la racine. C'est un moyen de protection analogue à celui du ligament rond, pour les vaisseaux de la tête du fémur. Donc, toute congestion, toute exsudation des vaisseaux qui traversent la gaine vasculaire doit la modifier et la gingivite expulsive est une de ces altérations consécutives.

Au niveau des dents atteintes au début de chaque poussée, la gencive présente une teinte rouge bien limitée : conséquence; un véritable œdème imbibe le tissu sous-muqueux et le tissu fibreux gingivo-alvéolaire. Or, on sait avec quelle facilité, même après la mort, le sérum gonfle, pénètre et dissocie les éléments fibreux. Les tissus frappés de mort suppurent et s'éliminent. C'est à la partie jugo-labiale des dents que se forme surtout cette poche purulente, aussi peut-on trouver des dents complètement déchaussées en avant, tandis qu'elles sont encore adhérentes en arrière.

C'est là une ressource précieuse pour la guérison. (Aguilhon de Sarran) (1).

(1) Aguilhon de Sarran, *Société de Chirurgie*, 16 juin 1880.

## § 5. — *Anatomie pathologique.*

Quilliot (1) décrit une *phase préparatoire*, caractérisée par un léger déchaussement de la dent, un retrait de la gencive et la mise à nu de la partie de la racine la plus rapprochée du collet ; tout cela sans modifications apparentes de la vascularisation, de la couleur, du volume de la gencive.

Plus tard les lésions plus caractérisées ont été fort bien décrites macroscopiquement par Magitot, microscopiquement par Malassez et par Galippe.

Sur une dent enlevée de l'alvéole *au début de l'affection* on constate autour du collet, point de début constant de la maladie, une injection légère, disposée le plus souvent par plaques irrégulières, et étendue quelquefois en forme d'anneau horizontal incomplet au pourtour de la dent. En même temps, le périoste est fortement épaissi, plus mou et inégal d'aspect.

Si on a enlevé la dent un *peu plus tard*, le périoste est décollé dans la partie primitivement atteinte et la congestion a gagné vers le sommet de la racine. A ce moment, la couche sous-jacente de cément mise à nu est attaquée, s'enflamme d'abord et se nécrose ensuite; la surface de la racine apparaît inégale, rugueuse et donnant au doigt l'impression d'une râpe.

Ces altérations, d'abord localisées, occupent bientôt, toute la hauteur d'un des côtés de la racine, ou toute la surface. Une seule racine peut être prise dans les dents multi-radiculaires.

En même temps, la gencive et les bords alvéolaires, frappés dans leur vitalité et leurs fonctions, éprouvent des altérations de voisinage et des fongosités se

(1) Quilliot, Thèse de Lille, 1895.

développent autour du collet de la dent atteinte.

Ces lésions de l'alvéole sont essentiellement celles de l'ostéite, tantôt le processus est chronique et l'ostéite lentement destructive, tantôt la marche est beaucoup plus aiguë et il peut même arriver que des portions étendues du rebord alvéolaire se nécrosent et deviennent des séquestres.

L'alvéole tout entier est rempli d'un pus crémeux, épais et jaunâtre, baignant toutes les parties altérées, et dont la production incessante entraîne des débris mortifiés de périoste et de cément.

Ces caractères sont encore beaucoup plus marqués au moment des crises ou des périodes aiguës; dans ce cas, tous les symptômes sont plus marqués, le pus plus abondant et la dent est extrêmement mobile.

*A l'examen microscopique*, on reconnaît les éléments des tissus attaqués, des lambeaux de périoste et de petits débris de cément.

Il y a lieu de remarquer, dit Malassez, que le bourgeonnement épithélial profond de la muqueuse gingivale est très marqué au voisinage de la dent, et y produit des effets tout particuliers. On voit, en effet, cet épithélium s'infiltrer, s'enfoncer comme un coin entre la racine et les tissus alvéolo-dentaires enflammés, sapant ce qui peut rester des insertions du ligament sur le cément, et comme il se trouve en ces régions plus que partout ailleurs, protégé contre les causes de destruction et de desquamation, il peut s'y développer tout à son aise. Il se dispose en revêtement; or comme la partie qui représente les couches épithéliales superficielles se trouve du côté de la dent, on la voit se détacher de celle-ci tout en restant adhérente à la paroi alvéolaire inflammée qui lui sert de substratum.

Il se forme ainsi un fossé profond autour de la

racine, d'où ces décollements si caractéristiques.

Lorsque la maladie est à un degré encore plus avancé de son évolution, des *végétations nombreuses*, fongueuses et molles *siègent au niveau de l'apex de la dent*, ayant pour point de départ le périoste.

A la fin de l'affection, la pulpe est généralement mortifiée et la dent prend souvent la coloration caractéristique des dents mortes.

Galippe a montré que les microorganismes arrivent à la pulpe en traversant les canalicules de l'ivoire dénudé de son cément; on comprend donc les phénomènes de pulpite à tous ses degrés que l'on observe au cours de la polyarthrite.

Dans le plus grand nombre des cas, la maladie s'arrête après la chute des dents, cependant il n'est pas très rare d'observer, alors même qu'il ne reste plus une seule dent dans la bouche, une résorption continue des maxillaires ; l'atrophie osseuse peut même franchir les limites du rebord alvéolaire (1).

## § 6. — *Symptômes.*

La maladie, au point de vue symptomatique, est essentiellement caractérisée par les *signes ordinaires de l'arthrite* (sensibilité ou douleur intra-articulaire, mobilité anormale), auxquels viennent s'ajouter d'une part les *troubles de la gencive et de la portion alvéolaire du maxillaire*, d'autre part les *manifestations pulpaires*.

Prodromes. — Souvent à très longue échéance, plusieurs années avant le début des accidents. Sensation *intermittente* de chatouillement, d'agacement, de corps étrangers entre les dents ; les malades articulent alors avec force leurs mâchoires pour dé-

(1) Galippe, *Journal conn. méd.*, 1870, p 291.

congestionner leurs articulations dentaires ; ils se soulagent également par l'usage du cure-dents qui fait saigner leurs gencives. Quelquefois même à ces symptômes s'ajoutent des douleurs névralgiques, généralement sourdes, dans la zone des nerfs dentaires (1).

Il n'est pas rare que ces poussées congestives prodromiques accompagnent d'autres poussées d'arthrite dans d'autres articulations.

Enfin il peut arriver déjà que la dent, la première atteinte, se dévie légèrement, dans un sens ou dans l'autre, ce qui peut plus ou moins gêner l'articulation des mâchoires. On constatera souvent le léger retrait de la gencive à ce niveau.

DÉBUT. — *Signes physiques.* — Plusieurs dents sont simultanément atteintes. Ce sont habituellement les incisives, parfois un groupe de molaires, assez souvent la première grosse molaire supérieure, à cause du voisinage de l'orifice du canal de Sténon ; la salive y dépose du tartre plus qu'ailleurs, d'où gingivite et arthrite. Au bord libre de la gencive apparaît un liséré étroit et rougeâtre, un stylet fin dénote déjà un certain décollement et la pression fait sourdre une petite quantité de pus blanc, jaunâtre, surtout au moment du réveil.

La maladie continuant à évoluer, la rougeur de la gencive devient plus accentuée et on remarque autant de petites bandes rouges, verticales, sur la muqueuse qu'il y a de dents atteintes. Le bord libre de cette gencive s'épaissit au niveau du collet de la dent atteinte et devient le siège de fongosités saignantes occasionnant des petites hémorragies

(1) Dans nos cours à l'École dentaire de Paris, nous avons l'habitude de donner à ces signes prodromiques le nom de *petits signes* de la polyarthrite, par analogie avec les petits signes du mal de Bright, décrits par le professeur Dieulafoy.

faibles mais fréquentes; les malades se réveillent souvent le matin la bouche pleine de sang.

Quelquefois on trouve, au lieu de fongosités saignantes, des ulcérations marginales, grisâtres, reposant sur un tissu violacé, tuméfié et ramolli.

La salive est très alcaline et l'on constate des dépôts de tartre aux lieux d'élection.

*Signes fonctionnels.* — A ce moment, la maladie, qui tout d'abord était peu douloureuse, prend un caractère *un peu plus pénible*, en même temps qu'un faible ébranlement devient perceptible.

Les malades accusent une sensation de *chaleur de la bouche*, jointe à une saveur âcre. Le thermomètre accuse d'ailleurs une élévation réelle de la température buccale et on peut noter une différence de 1 à 2° avec la température axillaire (Magitot). Or on sait par les recherches de Roger (1), que la température de la bouche est normalement toujours inférieure à celle de l'aisselle.

L'haleine est chaude, devient rapidement fétide; elle a une fadeur particulière. Les sujets éprouvent un besoin plus impérieux encore du cure-dents.

La pression des dents faisant sourdre le pus peut aussi produire un certain soulagement.

ÉTAT. — *Signes fonctionnels.* — Les accidents surviennent par sortes de crises, avec douleurs plus ou moins fortes. La douleur est exaltée par les changements de température et sous l'influence des boissons froides ou chaudes.

*Signes physiques.* — *L'alvéole est en pleine suppuration*, la dent est plus ou moins ébranlée, et un stylet peut pénétrer dans l'alvéole et percevoir au contact les lésions que nous avons décrites plus haut.

La dent s'allonge, mais on comprend que son

(1) Roger, *Archives générales de médecine*, 1844.

ébranlement soit plus ou moins considérable suivant que la dent affectée n'a qu'une seule racine ou que, par exemple, une seule des racines d'une molaire est affectée.

De *petites fistulettes* font souvent à ce moment communiquer l'apex de la racine avec l'extérieur; l'haleine augmente de plus en plus de fétidité et une *salivation* abondante fatigue beaucoup les malades; la mastication de leurs aliments est pour eux un supplice. Il existe ainsi un certain nombre de poussées aiguës survenant au cours de périodes quelquefois longues de rémission et l'on arrive peu à peu à la terminaison de l'affection.

Terminaison. — A cette période extrême, la dent dénudée dans toute l'étendue de sa racine ne tient plus à la mâchoire que par quelques adhérences fibreuses. La gencive décollée flotte dans la bouche, la paroi alvéolaire s'est affaissée et la dent très mobile est noirâtre ou bleuâtre; elle est morte.

Après un laps de temps variable, pendant lequel sont survenues plusieurs crises et durant lequel la suppuration et la mobilité ont toujours été en augmentant, la chute de la dent survient enfin, soit à la suite d'un léger choc, soit même spontanément.

Ainsi s'achève la maladie par l'expulsion véritable de l'organe malade, et la gencive revient ensuite sur elle-même, se cicatrise rapidement et ne laisse aucune trace de la lésion dentaire.

## § 7. — *Marche.*

1° Tantôt et ordinairement, marche chronique avec poussées aiguës irrégulièrement intermittentes.

2° Tantôt marche aiguë.

Tandis que dans la première forme, l'évolution de

la maladie est toujours assez lente, dans la deuxième c'est par mois qu'il faut compter.

Chez les diabétiques, la maladie suit avec une régularité remarquable la marche même du diabète.

## § 8. — *Complications*.

Quelques complications peuvent survenir dans le cours de cette affection.

Accidents phlegmoneux. — Ils déterminent parfois une fièvre vive, les phénomènes généraux sont graves, ordinairement leur durée est plus longue que dans la carie. Souvent les abcès sont suivis de fistules avec élimination de séquestres. — Enfin on a vu de vastes phlegmons de la joue succéder à une fluxion produite par l'arthrite alvéolo-dentaire.

Adénite sous-maxillaire. — Un autre accident très fréquent est l'adénite sous-maxillaire, qui survient en général à une période déjà avancée et apparait souvent aussi avec les crises aiguës.

Auto-inoculations, accidents du coté de la muqueuse buccale. — On a constaté une vésicule par exemple, laissant après elle une altération plus ou moins superficielle surtout au niveau de la face interne de la lèvre inférieure, où la muqueuse est en contact direct avec le rebord alvéolaire. Les ulcérations déterminées par l'auto-inoculation du pus alvéolaire ont une persistance remarquable ; elles se caractérisent par une zone inflammatoire rouge, par le gonflement des tissus ambiants, par leurs récidives fréquentes, leur cicatrisation lente chez les individus scrofuleux ou déprimés.

La *stomatite généralisée* s'observe également, mais plus rarement, et l'inflammation peut même s'étendre jusqu'au pharynx.

Accidents osseux. — Fistules intarissables, séquestres plus ou moins volumineux, surtout chez les débilités, les scrofuleux.

Quelquefois, l'inflammation s'est propagée à tout le maxillaire.

Action sur les organes digestifs. — Phénomènes dyspeptiques, infection intestinale.

Carcinose. — Plusieurs malades de Galippe ont succombé à des carcinoses généralisées à forme rapide, à début insidieux (épithélioma de la lèvre, du cuir chevelu, etc.).

## § 9. — *Diagnostic.*

L'arthrite dentaire est en général une affection que les symptômes locaux peuvent assez facilement faire diagnostiquer, le signe véritablement pathognomique est la suppuration alvéolaire. D'autre part, la maladie présente comme physionomie particulière sa relation fréquente avec l'état général.

On ne confondra pas ces symptômes avec :

1° Les *gingivites*. Elles n'ocupent jamais un point isolé de la bouche ou plusieurs points localisés séparément comme des dents éloignées l'une de l'autre; elles envahissent une région plus ou moins étendue, ou la totalité des arcades dentaires; de plus, la suppuration n'occupe pas l'intérieur même de l'alvéole, d'ailleurs, la marche et la terminaison sont absolument différentes;

2° On ne confondra pas non plus l'arthrite dentaire avec les *stomatites*. Leurs causes spéciales, leur siège, sans participation nécessaire de la gencive, sont des signes particuliers;

3° L'arthrite dentaire peut encore être confondue avec la *périostite alvéolo-dentaire*, complication du 4° degré le plus souvent, et c'est même là le diagnostic le plus important.

Les principaux caractères sont que, dans l'arthrite dentaire, *la lésion marche du collet vers l'apex, tandis que dans la périostite, l'inflammation va de l'apex vers le collet.* De plus, l'arthrite se manifeste au niveau de dents non cariées et elle est rarement limitée à une seule dent.

### § 10. — *Pronostic.*

Sérieux, au point de vue dentaire du moins, si on n'intervient pas à temps. Quelquefois même la polyarthrite résiste à tous les traitements locaux, qui arrivent à peine à retarder la perte des dents.

Quoi qu'il en soit, le pronostic se trouve être moins sombre depuis que l'on a sur cette affection des notions un peu plus précises au triple point de vue étiologique, pathogénique et anatomo-pathologique, Grâce à une thérapeutique rationnelle le pronostic se trouve être évidemment moins assombri.

# CHAPITRE IV

## ACCIDENTS DES DIVERSES PÉRIODES DE LA DENTITION

### ARTICLE 1er. — ACCIDENTS DE DENTITION.

Pour Magitot il y a 5 phases dans la dentition humaine.

I. *Dents temporaires.* A cette phase correspondent les accidents de dentition des auteurs.

II. *Éruption des 4 premières grosses molaires.*

III. *Chute des 20 dents temporaires* et leur remplacement par un nombre égal de permanentes.

IV. *Éruption des 4 secondes grosses molaires* (11 à 12 ans).

V. *Éruption des 4 troisièmes grosses molaires* (18 à 25 ans. Accidents de dents de sagesse).

**I. Dents temporaires.** — D'après Hippocrate (1), l'évolution des dents de lait est presque toujours accompagnée d'accidents.

Boerhaave (1734) accuse la tension et la déchirure des filets nerveux et du tissu gingival congestionné.

Rosen de Rosenstein (1787) conseille de rendre les dents dures et les gencives molles, et pour cela l'usage de bon lait et les frictions douces des gencives.

Fauchard (1754), Bourdet (1757), mêmes théories. Les doctrines hippocratiques sont acceptées jusqu'à la fin du siècle dernier, la *réaction* commence dès le début du nôtre. Cependant déjà Bunon, dentiste de Mesdames de France, disait en 1743 : « Les véritables convulsions dentaires sont limitées aux muscles de la face, celles qui en intéressent d'autres viennent du cerveau et non des dents. »

Wichman (1800) : « On ne pourra parler raisonnablement de dentition que quand il sera impossible de découvrir une autre cause. » De même Serres (1817) (2) et Brefeld (1840). Politzer et Fleischman soutiennent ainsi la même idée : « Pour éviter les erreurs graves et leurs conséquences, il faut bannir de la clinique et même des livres hippocratiques ce qui touche aux maladies dites de dentition et jusqu'à leur nom. »

La réaction est surtout vive en Allemagne et en Autriche ; les médecins anglais et français sont moins catégoriques, tels sont Rilliet et Barthez, Bouchut (3) et les dentistes français Delabarre (1852) et Laforgue. Les conclusions données par Magitot (4) ne sont pas

(1) Hippocrate, *Œuvres*, trad. Littré. Paris, 1839-1861.

(2) Serres, *Nouvelle théorie de la dentition*. Paris, 1817.

(3) Bouchut, *Traité des maladies des nouveau-nés*. 8e éd. Paris, 1885.

(4) Magitot, *Archives de médecine*, 1880.

moins nettes que celles de Politzer. Levêque (1) défend ses idées.

Dans un rapport à l'Académie de médecine (1892), M. Aug. Ollivier (2) concluait que très probablement des convulsions dont on ne voit pas la cause et qu'on rattache, faute de mieux, à l'éruption des dents, appartiennent à l'hystérie infantile. Mais M. Pamard et quelques académiciens de valeur restent fidèles aux idées hippocratiques.

Magitot accepte bien la *fréquente contemporanéité* entre la période de première éruption qui s'étend aux trois premières années et les perturbations morbides qui ont été signalées, mais il ne faut pas perdre de vue qu'à cette même période il est bien d'autres organes que les dents qui poursuivent ou achèvent leur évolution. Pourquoi ne les a-t-on pas incriminés au même titre que les dents? C'est que *l'éruption dentaire est extérieure et visible*, et comme à quelque moment qu'on observe un enfant il y a toujours une dent qui va sortir ou qui vient d'apparaître au dehors, le médecin et les parents eux-mêmes trouvent là une explication toute prête.

Déjà en 1883 Henri Roger (3) disait : « Que décider entre deux opinions tout à fait contraires? *In medio stat veritas*, mais pas juste au milieu, car une longue observation pratique m'a appris que l'influence morbifique de l'évolution dentaire est assurément minime. »

Pour le Dr Séjournet la dentition n'est qu'une *cause adjuvante* ou *simplement occasionnelle* des maladies ou des accidents dont la cause première, la seule peut-être vraiment efficace, réside dans le ré-

(1) Levêque, Thèse, 1881.

(2) Ollivier. Rapport sur un travail de Chaumier, de Tours, relatif à l'hystérie infantile. (*Acad. de méd.*, 1892.)

(3) Henri Roger, Rapport à l'Académie de médecine, 1883.

gime défectueux, dans l'hygiène mal comprise, les excès et les écarts alimentaires, dans le sevrage prématuré ou la prédisposition héréditaire (1).

Dans 7 cas seulement sur 734 jeunes malades et sur 72 à qui des dents ont percé dans le temps de leur maladie, le Dr Séjournet a constaté des indispositions qu'il a cru devoir attribuer exclusivement à l'éruption dentaire.

Quant à nous, adoptant les conclusions du Dr Séjournet, nous envisageons les accidents de la première dentition absolument de la même façon que le Dr Springer (2) considère ceux de la croissance. « L'hérédité et le *milieu* peuvent donner à l'organisme une modalité de la nutrition telle qu'elle devient le premier degré de l'état pathologique. Ce n'est pas encore la maladie, mais c'est l'*état pathologique en puissance*. Dès lors les facteurs pathogènes actifs, mais *secondaires*, évoluent avec une spécialité qui n'est explicable que par l'altération préalable de l'organisme. C'est ainsi qu'agissent le traumatisme, l'infection, les dystrophies accidentelles, les congestions, les intoxications et aussi la croissance. » Nous ajouterons pour notre compte à cette énumération, l'influence de l'évolution des dents de lait.

Donc, de même qu'incriminer la croissance, c'est énoncer la moitié du problème, de même accuser la dentition, c'est se contenter de constater la cause la plus apparente, sans remarquer le rang secondaire qu'elle occupe dans la hiérarchie des agents pathogènes.

Quoi qu'il en soit, on observe :

1° Des troubles de fonctions digestives (vomissements, diarrhée);

(1) Séjournet, *Revue mens. des mal. de l'enfance*, 1893, p 111 et 156.

(2) Springer, *Étude sur la croissance*, thèse, 1890.

2° Des troubles nerveux (convulsions, méningites);

3° Des accidents cutanés (érythème, impétigo, eczéma, urticaire);

4° Des troubles des voies respiratoires et des poumons;

5° Quelques accidents locaux rares : ecchymose au niveau de la dent qui va percer; gencives dures, tendues, réclamant l'incision.

II. **Accidents de la 2e période de la dentition,** (quatre premières grosses molaires). — Le processus est double :

1° Apparition d'une dent volumineuse.

2° Accroissement proportionnel des mâchoires.

Cependant les auteurs ne mentionnent pas d'accident, *car l'attention se déplace* et l'on est moins porté à attribuer à la dentition toutes les indispositions de l'enfant. D'ailleurs *la prédisposition aux réflexes est moindre.*

Magitot signale des accidents muqueux, un capuchon muqueux rendu douloureux par la mastication (il faut donc que la première grosse molaire opposée soit déjà sortie). L'inaction du côté correspondant de la bouche détermine de la gingivite. La stomatite ulcéro-membraneuse a été également signalée par Magitot.

III. **Accidents de la 3e période de la dentition,** (chute des 20 dents temporaires, et remplacement par un nombre égal de dents permanentes. — Pourquoi peut-il y avoir des accidents? — Si le nombre des nouvelles dents est égal à celui des dents temporaires, il n'en est pas de même de *leur volume* qui est beaucoup plus considérable. Ainsi, par exemple, les dimensions comparées d'une incisive temporaire et d'une permanente sont dans le rapport de 1 à 3. Donc, il faut un accroissement correspondant de l'arcade alvéolaire; c'est alors, en effet, que les régions antérieures et latérales des mâchoires, jusqu'alors fixes et invariables, éprouvent un allongement nécessaire. Si les maxillaires se développent insuffisamment, les dents nouvelles éprouvent certaines anomalies de situation, si au contraire ils se développent trop, les dents nouvelles restent notablement espacées.

Il s'est produit au sujet de ces *rapports réciproques entre l'évolution des dents et le développement des maxillaires*, au commencement de ce siècle, une assez vive polémique.

D'une part, Miel (1), Fox (2), Duval (3), s'efforcent de démontrer, à l'exemple de Hunter, que la seule portion du maxillaire qui se développe est la partie postérieure; la disproportion de volume entre les premières et les deuxièmes dents ne serait qu'apparente, car si les incisives et les canines permanentes sont plus fortes que les antérieures, les prémolaires sont infiniment plus petites que les molaires de l'enfant.

Serres (4), au contraire, avait émis une doctrine opposée, fondée sur des recherches très exactes. Il fixe plus de points de repère : *position invariable du trou mentonier*, *ouverture du canal dentaire*, *apparition tardive de la tubérosité du maxillaire supérieur* : *ouverture de l'angle de la mâchoire inférieure* et ses variations suivant les âges, *développement du sinus maxillaire*. Il arrive à démontrer par ses observations que l'accroissement de la mâchoire est tout à fait corollaire de l'évolution dentaire. Ces recherches

(1) Miel, *Recherches sur la 2e dentition*. Paris, 1826.

(2) Fox, *Maladies des dents*, traduction française, 1821.

(3) Duval, *De l'arrangement des secondes dents*. Paris, 1826.

(4) Serres, *Nouvelle théorie de la dentition* Paris, 1817.

sont confirmées par Ch. Robin et Magitot (1). Ils considèrent dans le développement des mâchoires cinq périodes successives tout à fait connexes des phases correspondantes de l'éruption de l'appareil dentaire :

1° Dans une *première phase* (*phase embryonnaire*), le maxillaire est régulièrement subordonné dans sa genèse et ses dispositions à la première série folliculaire;

2° Dans une *deuxième phase* (*phase infantile*), les dimensions de l'arcade alvéolaire, fixes au niveau des dents temporaires, s'accroissent en arrière en vertu du développement folliculaire des premières grosses molaires;

3° Dans une *troisième phase* les maxillaires éprouvent un accroissement correspondant au volume total des 20 dents permanentes qui succèdent à la chute des 20 dents de lait ;

4° Dans les *quatrième* et *cinquième phases* le maxillaire s'accroît pour les deuxième et troisième grosses molaires.

Donc, d'une manière générale, les accidents de 3e période consisteraient :

1° En perturbations diverses résultant de troubles accidentels dans les rapports réciproques des mâchoires et des dents, d'où *déviations dans le siège et la direction*, qui relèvent des anomalies;

2° En *accidents locaux;* gingivites surtout chez les enfants débilités; stomatite ulcéro-membraneuse.

3° En *accidents lointains :* tout au plus quelques troubles généraux pouvant résulter de l'intensité des troubles locaux.

IV. **Accidents de la 4e période de la dentition** (deuxièmes grosses molaires, onze à douze ans). —

(1) Ch. Robin et Magitot, *Genèse et évolution des follicules dentaires* (*Journal de Physiologie de Brown-Séquard*, Janvier, 1890, p. 4).

Ces accidents sont encore moins fréquents et moins intenses que ceux des quatre premières grosses molaires, car leur volume est plus faible, surtout dans la race blanche où la série est décroissante de la première à la troisième molaire. Ces accidents consistent en quelques troubles locaux de gingivite et de stomatite.

## Article II. — Accidents dus a l'éruption de la dent de sagesse.

### § 1er. — *Historique.*

Les accidents dus à l'éruption de la dent de sagesse semblent avoir longtemps passés inaperçus.

En 1581, Urbain Hémard (1) mentionne sommairement les lésions des parties molles en commentant certains récits de Pline et d'Avicenne et il cite l'exemple de son contemporain Vesale, qui avait observé et décrit sur lui-même ces accidents.

De même John Hunter en 1771.

Jourdain en 1778 a entrevu les accidents osseux.

Mais il faut arriver au mémoire de Toirac (2) pour trouver des données précises sur la question.

A partir de cette époque, les observations se sont multipliées et en 1878, M. le professeur Heydenreich (3), doyen de la Faculté de Nancy, a pu donner une description d'ensemble de ces accidents.

Mentionnons enfin la thèse de Cornudet (4), thèse écrite sous l'inspiration de son maître Redier,

(1) Hémard (Urbain), *De la vraie anatomie des dents, nature et propriétés d'icelles*. Lyon, p. 48.

(2) Toirac, *Revue médicale*, 1828.

(3) Heydenreich, Thèse d'agrégation, 1878.

(4) Cornudet, thèse, Paris, 1886.

et dans laquelle la question est examinée sous un jour spécial.

## § 2. — *Pathogénie.*

D'après l'ensemble des travaux sur la question les accidents relèvent de deux facteurs principaux :

1° *Obstacles dus aux parties molles ou aux parties dures.*

2° *Infection putride locale.*

**Obstacles dus aux parties molles ou aux parties dures.** — 1° *Parties molles.* — Entre dix-huit et vingt-cinq ans, époque d'apparition normale de la dent, les gencives sont plus épaisses et plus résistantes que dans le jeune âge.

Si cette résistance est exagérée, il y aura des troubles locaux particuliers.

2° *Parties dures.* —Souvent aussi les difficultés, tiennent aux parties dures, c'est-à-dire à une disproportion entre le volume de la dent et l'espace qu'elle doit occuper. C'est le plus souvent cet espace qui est insuffisant et non la dent qui est trop volumineuse.

Sur le maxillaire inférieur, cet espace est limité en avant par la face distante ou face postérieure de la deuxième grosse molaire, et en arrière par le bord antérieur de l'apophyse coronoïde. Or cet espace, qui n'existe pas au moment de l'éruption de la deuxième molaire, c'est-à-dire vers douze ans, ne se forme que par un travail de résorption graduel du bord antérieur de l'apophyse coronoïde.

Si ce travail est entravé ou ne s'accomplit pas complètement la dent de sagesse ne peut trouver sa place. C'est là la cause principale des obstacles osseux : nous ne parlerons pas des causes accessoires, *volume excessif de la deuxième molaire, disposition anormale de l'apophyse coronoïde.*

Lœwenhardt (1) a constaté que cette apophyse forme parfois avec le maxillaire un angle aigu et que son bord antérieur devient convexe en avant. C'est à cette anomalie que sont dus les faits de développement dans l'épaisseur même de l'os (kyste odontome, qu'il faut rattacher à l'évolution de la dent de sagesse, à l'apparition de celle-ci jusque dans l'échancrure sigmoïde.

*A la mâchoire supérieure*, les conditions sont tout autres; il n'existe pas d'obstacles analogues à l'apophyse coronoïde. Aussi les accidents sont de beaucoup plus rares, dans la proportion de 1/10 environ.

Si la dent de sagesse n'a pas l'espace nécessaire, qu'arrive-t-il?

La pression s'exerce à la fois du côté du bord alvéolaire et du côté du corps de la mâchoire, puisque les racines continuent à se développer. Aussi voit-on survenir les symptômes que nous allons étudier tout à l'heure, symptômes qui ne cesseront que lorsque la dent aura trouvé à se loger soit à l'emplacement normal, soit en se développant dans une direction anormale.

Cette première théorie est celle d'Heydenreich, elle a été récemment combattue par Cornudet et Redier qui font remarquer que parfois les accidents se déclarent alors que la place ne fait manifestement pas défaut, et que *l'expansion forcée de la dent serait contraire à ce fait physiologique : un organe en voie d'évolution s'atrophie s'il est soumis à une compression prolongée.*

En outre le développement du maxillaire est subordonné à celui du follicule.

Il est vrai que les anomalies peuvent être fréquentes dans la race blanche.

(1) Loewenhardt, *Archives générales de médecine*, 1840, p. 19.

**Infection putride locale.** — D'après Cornudet et Redier les accidents sont dus dans l'immense majorité des cas, à une *véritable infection putride locale.*

A la mâchoire inférieure, la fibro-muqueuse adhère faiblement à l'os; au moment où la dent de sagesse la perfore, cette muqueuse se décolle et il en résulte une cavité située entre la gencive et la dent; les agents infectieux qui abondent dans la bouche séjournent tranquillement sous ce *capuchon muqueux* sans que la mastication puisse les faire partir.

Cette muqueuse déjà enflammée physiologiquement s'enflamme et s'ulcère, d'où *retentissement sur le système lymphatique avoisinant, sur les os*, etc. ; enfin, faisons remarquer que ce *capuchon* est lui-même un véritable foyer d'infection, et que la dent qui est sous-jacente se carie fréquemment.

Cette infection locale serait enfin prouvée, d'après Redier et Cornudet, par le fait que jamais ils n'ont vu les accidents éclater avant que la muqueuse eût été perforée en un point, quelque petit qu'il fût.

## § 3. — *Étiologie générale.*

Au point de vue de l'étiologie générale, l'âge atteint est le plus souvent de vingt à vingt-cinq ans; toutefois un malade de Jourdain avait soixante ans, un de Richet soixante-six.

*Les hommes sont deux fois plus sujets* aux accidents de dents de sagesse que les femmes, peut-être à cause du prognathisme plus marqué chez la femme.

Les *races inférieures prognathes* sont moins atteintes que les races supérieures, ce qui a fait dire à Darwin que la dent de sagesse est, chez l'homme, un organe en décadence qui tend à disparaître.

En outre, de même que l'existence de cette dent serait plus fréquente chez les races inférieures, de même le volume de la série des molaires, de la première à la troisième, est égal ou ascendant ; au contraire le volume est décroissant dans les races élevées. Enfin, le côté gauche est plus souvent atteint que le côté droit.

## § 4. — *Nature des accidents*

Parmi les accidents divers que l'on peut rencontrer, les uns sont franchement *inflammatoires* et intéressent la muqueuse, l'os et la dent. Les autres consistent en *troubles du système nerveux.*

**Accidents muqueux.** — Les premiers, ceux qui sont uniquement muqueux, provoquent une *légère irritation de la gencive,* accompagnée d'une faible douleur, et se calment spontanément. D'autres fois, la muqueuse présente des prolongements, des franges, et est mordue, triturée à chaque mouvement de mastication.

Entre la muqueuse et la dent, il y a du *pus* que l'on voit sourdre en pressant sur la gencive.

Ces faits expliquent l'*adénite sous-maxillaire,* presque toujours concomitante; si l'inflammation gagne par contiguïté, on voit survenir une *amygdalite* ou une angine, voire même une *stomatite;* d'après Magitot et Catelan, la stomatite ulcéro-membraneuse reconnaîtrait souvent une semblable origine.

Si l'adénite s'exagère, elle peut suppurer; l'irritation partie de la gencive peut encore provoquer une *fluxion* ou *se propager au tissu osseux, ainsi qu'aux muscles élévateurs de la mâchoire.*

Si la dent de sagesse s'incline en dedans, on peut observer une *ulcération de la langue,* surtout, si la couronne cariée présente des aspérités.

Quand la dent de sagesse se dévie en dehors, c'est une *ulcération* ou même une *perforation de la joue* qui est à craindre. Ces ulcérations sont gris sale, irrégulières, à bords taillés à pic.

**Accidents osseux.** — Les *accidents osseux* peuvent résulter de l'extension de l'inflammation des parties molles. *Souvent aussi ils éclatent d'emblée.*

On a même invoqué cette irritation pour expliquer certains néoplasmes; en tout cas, le doute n'est pas possible relativement aux accidents inflammatoires des mâchoires.

Dans une première forme, il y a *périostite du maxillaire*, et même véritable *ostéite hypertrophiante.*

Dans une autre forme, l'*ostéite suppure.* De là *phlegmons*, *fistules* cutanées ou muqueuses, quelquefois persistant, même après l'éruption achevée, car la lésion du maxillaire a mal évolué alors pour son propre compte; fluxion, *gonflement considérable* et phénomènes généraux graves.

Enfin, complications ultimes: *nécrose du maxillaire*, *suppuration de l'articulation temporo-maxillaire*, *accidents septiques*, *infection purulente*, *phlébite des sinus*, *abcès du cerveau*, etc.

Les *complications du côté de la dent* sont la carie de plus en plus profonde et arrivant jusqu'à la cavité pulpaire, carie très facilement explicable par la situation de la dent qui baigne au milieu du pus, de sanie et de débris de muqueuse infectée.

De même, par le voisinage du maxillaire enflammé, il peut y avoir périostite de la dent, abcès borgne, kystes périostiques, fistules et toute la série des accidents précédents.

Une complication fréquente principalement des accidents osseux, est la *constriction des mâchoires.* Dans la grande majorité des cas, cette constriction de nature inflammatoire reconnaît pour cause la propagation aux muscles élévateurs de la mâchoire, surtout au masseter, si voisin de la dent de sagesse, d'une véritable myosite qui peut persister de longs mois en l'absence d'intervention chirurgicale et aboutir à la transformation fibreuse et à la rétraction des muscles.

Le trismus peut être dû aussi à la contracture réflexe des muscles élévateurs de la mâchoire.

**Accidents nerveux.** — Nous arrivons enfin à l'étude des accidents nerveux provoqués par l'éruption de la dent de sagesse.

Les *douleurs névralgiques* occupent le premier rang. Ces douleurs s'étendent à *l'oreille*, aux *yeux*, s'irradient même à toute la cinquième paire.

Sont-elles dues à une névrite, à une compression nerveuse ou à une action réflexe ? Il est difficile d'être fixé sur ce point. Il est important de remarquer, pour le diagnostic, que ces névralgies existent quelquefois en dehors de tout accident inflammatoire ; elles peuvent même représenter le seul symptôme de cette éruption.

Indépendamment de ces névralgies, on a signalé d'autres troubles nerveux que nous nous contentons de citer : *douleurs atroces dans l'œil ; obscurcissement de la vue ; apparition d'éclairs ; bourdonnements d'oreilles* et même *paralysies des bras* et *convulsions* épileptiformes ; *tic douloureux de la face* (névralgie spasmodique).

## § 5. — *Diagnostic.*

A première vue on peut confondre les accidents dus à l'éruption de la dent de sagesse avec les *oreillons*, les *adénites unilatérales, syphilitiques ou tuberculeuses ;* les *accidents provoqués* par une dent voisine ; le *phlegmon de l'amygdale ;* les *tumeurs des mâchoires ;* les *maladies de l'os maxillaire aiguës* ou *chroniques* (ostomyélite, etc.), et toutes les causes de trismus.

On songera à l'âge du malade, à l'unilatéralité de

la lésion, à l'état général antérieur, à la façon dont débutent les accidents, etc.

### § 6. — *Pronostic.*

Le pronostic est lié au diagnostic ; il est relativement sérieux, si l'on n'intervient pas ; en effet, les accidents ont une tendance à persister indéfiniment et à s'aggraver jusqu'au moment où une thérapeutique rationnelle les fait céder rapidement.

# CHAPITRE V

## ANOMALIES DENTAIRES

### § 1er. — *Généralités.*

Définition. — Geoffroy Saint-Hilaire (1) donne le nom d'*anomalie dentaire à toute déviation du type primitif.*

Ce type primitif se dégage d'un ensemble de caractères variables suivant les diverses espèces animales, mais fixes dans une espèce en particulier (2).

Les dents peuvent présenter une ou plusieurs perturbations tératologiques à la fois, constituant ainsi les anomalies simples ou complexes.

Le caractère général de ces anomalies, c'est qu'elles représentent toujours des *accidents d'évolution :* la dent ne quitte le follicule, qui est en quelque sorte son sac fœtal, que pourvue d'une manière définitive de ses caractères normaux ou anormaux ; ceux-ci sont dès lors indélébiles ; l'organe, régulier

(1) Geoffroy Saint-Hilaire, *Histoire des anomalies de l'organisation*, Paris, 1832-1836.

(2) Magitot, *Anomalies.*

ou difforme, est parvenu, pour ainsi dire, à l'âge adulte et toute lésion ultérieure qui vient l'atteindre *sera désormais du domaine de la pathologie* et non plus de la tératologie.

## § 2. — *Étiologie.*

I. Fréquence. — La fréquence n'a pas été étudiée avec toute la précision désirable. D'après M. Dubois (1) l'ordre de fréquence est le suivant :

1° Troisièmes molaires. Incisives latérales supérieures.

2° Premières molaires. Incisives centrales supérieures.

3° Première bicuspide. Deuxième bicuspide. Canines.

4° Deuxième molaire. Incisives inférieures.

Les canines sont surtout frappées d'anomalies de direction.

Les anomalies s'observent plus souvent à la mâchoire supérieure qu'à la mâchoire inférieure, principalement pour les dents antérieures.

Les anomalies sont une des causes les plus actives des affections dentaires. On remarquera du reste que l'ordre de fréquence des anomalies correspond à l'ordre de susceptibilité de la carie dentaire.

II. Hérédité. — L'hérédité joue un grand rôle dans la production des anomalies, chaque forme particulière pouvant en subir l'influence (syphilis, alcoolisme, névropathie, misère physiologique).

III. Affections de la période infantile (fièvres éruptives, tuberculose, rachitisme, mauvaise hygiène).

IV. Affections de la deuxième enfance (développe-

(1) Paul Dubois, *Aide-mémoire du chirurgien-dentiste*, 2e édition, Paris, 1894.

ment anormal ou incomplet des maxillaires, tumeurs adénoïdes).

**A. Anomalies de forme.** — On entend par anomalies de forme une malformation de la dent dans ses caractères extérieurs sans perversion de structure. L'exagération ou la diminution du volume est une anomalie de forme (1).

Chez les enfants idiots et épileptiques, Mme Sollier (2) a observé fréquemment des anomalies de forme : géantisme 11 p. 100, nanisme 14 p. 100, autres formes anormales 53 p. 100.

Néanmoins des individus indemnes de toute tare héréditaire, ayant eu une enfance normale, peuvent avoir des dents frappées d'anomalies de forme.

Elles sont de plusieurs genres :

1° *Partielles :* Anomalies de forme coronaire, anomalies de forme radiculaire;

2° *Totales.*

Les unes et les autres peuvent porter sur une dent, sur plusieurs et même sur la série entière. Elles sont plus fréquentes à la mâchoire supérieure, surtout sur les incisives latérales. Les troisièmes molaires inférieures ont souvent une forme pervertie.

I. Anomalies coronaires. — Elles comprennent l'augmentation de volume, géantisme, nanismes coronaires; les incisives centrales et les canines peuvent surtout chez les individus des races inférieures, acquérir un volume considérable ; l'augmentation du nombre des tubercules s'associe parfois au géantisme dentaire.

La diminution de volume peut porter sur toute la série, néanmoins les dents le plus souvent intéres-

(1) Dubois, *loco citato.*
(2) Mme Sollier, Thèse de doctorat. Paris, 1887.

sées sont les incisives latérales supérieures et les molaires de sagesse ; les premières perdent leur forme de spatule pour se rapprocher de la forme conoïde, et les molaires de sagesse sont parfois tellement réduites qu'elles perdent tout caractère de molaire. Les dents considérablement réduites de volume sont dites affectées de nanisme. Ce dernier genre d'anomalies se montre fréquemment associé à l'effacement des tubercules.

II. Anomalies radiculaires. — Exagération, diminution du volume, du nombre des racines, malformation extérieure, divergence ou convergence exagérée, courbure de leurs extrémités. La connaissance des anomalies radiculaires est importante pour le traitement et pour l'avulsion des dents.

Les dents antérieures en montrent peu ; pourtant la diminution de volume, la courbure en crochet de la pointe s'observent. La canine inférieure est parfois bifide. Les prémolaires supérieures ont assez souvent des anomalies radiculaires, surtout la première ; ses racines se réunissent en une seule, à un ou deux canaux ou un seul. Ses racines sont quelquefois très divergentes et leur extrémité plus ou moins recourbée. Ces dents s'observent exceptionnellement avec trois racines, deux labiales et une palatine. Les prémolaires inférieures ont très rarement deux racines. Les deux premières molaires supérieures avec plus de trois racines sont fort rares : pourtant on en voit en ayant quatre et même cinq. La soudure des deux racines externes est assez fréquente dans les bouches où le volume des dents est diminué. La première molaire inférieure a exceptionnellement quatre racines : malgré cela leur aplatissement longitudinal au centre sépare souvent la pulpe en deux faisceaux nerveux à chaque racine. C'est plus fréquent sur la racine antérieure. La deuxième molaire inférieure montre, dans quelques cas, une soudure des racines, ce qui donne à l'ensemble la forme pyramidale. Enfin, la molaire de sagesse, surtout l'inférieure, est une dent à anomalies radiculaires fréquentes. Le nanisme, la divergence, la convergence, la réunion, la courbure des racines s'observent isolément ou conjointement. Cette courbure des racines crée dans certains cas de grandes difficultés pour l'extraction. La courbure postéro-antérieure est peu commune; la courbure opposée se dirigeant vers l'angle de la mâchoire est beaucoup plus fréquente.

III. Anomalies de forme totale. — Couronnes et racines sont mal formées. Combinaison sur la même dent des déviations décrites ci-dessus. Elles comprennent généralement un grand nombre de dents.

**B. Anomalies de nombre.** — Règle générale : Les dents qui présentent les plus fréquentes anomalies de nombre sont celles qui sont constituées en séries plus nombreuses : ainsi les canines n'en présentent pas, les prémolaires quelquefois et surtout les incisives et grosses molaires.

Les anomalies de nombre peuvent exister par absence, diminution ou par augmentation.

I. Absence congénitale de la totalité des dents. — Surtout relatée dans les auteurs anciens. Magitot considère ces observations comme apocryphes, abstraction faite des lésions pathologiques graves des maxillaires pouvant entraîner la perte totale des dents ou des follicules.

II. Diminution numérique. — La *diminution* peut être causée par :

1° Atrophie d'un germe ;

2° Absence de genèse primitive ;

3° Retard dans le développement.

Quand on constate l'absence congénitale d'une

dent permanente, on trouve presque toujours à sa place une dent temporaire correspondante. Il faudra donc bien se garder d'extraire la dent temporaire persistante pour provoquer l'apparition de la dent permanente manquante.

Très variable, cette anomalie frappe le plus souvent deux dents homologues d'une même mâchoire. S'observe rarement dans les dents temporaires; cependant, quand elle existe, elle entraîne forcément la suppression des dents permanentes correspondantes.

Dans les dents permanentes on observe de fréquentes anomalies de nombre : à la mâchoire supérieure, souvent absence des incisives latérales. A la mâchoire inférieure, très souvent absence de dents de sagesse, puis première et deuxième prémolaires, puis les incisives et surtout les centrales.

On a signalé chez certains animaux une coïncidence entre la rareté des poils et la diminution du nombre normal des dents; chez l'homme, au contraire, plusieurs observations d'un système pileux exagéré signalent une diminution numérique des dents (1).

III. Augmentation numérique. — Une théorie admet que par suite de troubles d'évolution, il y a division d'un bulbe et d'un organe de l'émail, d'où deux dents au lieu d'une (Geoffroy Saint-Hilaire).

Une autre théorie suppose une augmentation accidentelle du nombre des cordons épithéliaux partis de la lame épithéliale. En outre, pour Kollmann et Magitot, après section du cordon il y a une prolifération dans tous les sens, pouvant donner des *follicules* surnuméraires ; suivant la direction, le follicule

(1) Magitot. *Les hommes velus* (*Gazette médicale de Paris*, 1673, p. 609).

surnuméraire ira se placer soit dans l'arcade dentaire correspondante, soit dans un point plus ou moins éloigné (dent surnuméraire hétérotopique).

L'anomalie la plus fréquente s'observe surtout à la mâchoire supérieure, dans les deux dentitions; pour les dents temporaires, c'est surtout dans le voisinage des incisives. Généralement la forme est identique ou analogue à celles dans le voisinage desquelles ces dents surnuméraires ont pris naissance, conformément à la loi de Vogel. La forme est quelquefois conoïde.

Pour les dents permanentes, les surnuméraires poussent généralement soit entre, soit en avant, soit en arrière.

Pour les molaires, les dents supplémentaires se placent soit en arrière de la série normale et dans l'axe même de celle-ci, soit en dehors de l'arcade dentaire, jamais en dedans.

Quelquefois les dents surnuméraires constituent en même temps une anomalie de siège. Le plus souvent la forme est celle des dents voisines, parfois paraissant atrophiées et se rapprochant plus ou moins de la *forme conique*. Généralement quand la forme est conique, la structure est plus faible, moins dense, plus attaquable par la carie.

**C. Anomalies de siège.** — L'explication des anomalies de siège diffère sensiblement suivant qu'il y a *simplement transposition ou déplacement au dedans ou dehors de l'arcade*, ou bien qu'il y a *génération hors de la cavité buccale*.

Pour les deux premières espèces d'anomalies : le follicule peut prendre la place d'une dent voisine qui prendra alors la sienne (*transposition*), ou bien le cordon s'allonge et la dent fera éruption dans un point plus éloigné, *en dehors de l'arcade à la voûte palatine*, dans la fosse canine, temporale, etc. Cette migration pure et simple peut se faire d'ailleurs simplement, si le siège de la dent est pris par une autre, par exemple dans le cas de brièveté des arcades dentaires, d'atrésie des mâchoires ou de séjour trop prolongé des dents temporaires. Dans ces cas le nombre total des dents ne varie pas généralement et la présence d'une dent sur un point rapproché des mâchoires, coïncide avec son absence sur l'arcade dentaire.

*Génération hors de la cavité buccale:* 1° Dans les *kystes dermoïdes*, emprisonnement d'une portion d'ectoderme, dents généralement difformes, irrégulières, atrophiées, avec tendance au type conoïde.

2° *Hétérotopie simple sur un point quelconque du corps.*

I. Transposition. — Il n'y en a pas d'exemples connus dans la dentition temporaire, et pour la permanente il y en a très rarement parmi les dents inférieures. Donc à la mâchoire supérieure, en outre des dents dites de bouche, y compris la première petite molaire.

II. Déplacement hors de l'arcade (hétérotopie par migration simple). — On le rencontre plus fréquemment à la mâchoire supérieure ; exclusivement dans la dentition permanente. Les limites de ces déplacements sont celles de la face; les faits observés au delà soit dans le crâne, soit sur la peau de la région cervicale, appartiennent à la troisième catégorie.

Les canines supérieures sont surtout affectées, car ces dents apparaissent à la fin de la série, alors que l'arcade est en partie garnie, parfois même complètement (1).

Indépendamment des accidents possibles de dents

(1) Dr Peyrot, *Cas d'une canine faisant saillie dans le méat du maxillaire inférieur* (Soc. de chirurgie, 1894).

incluses dans les tissus, il en survient d'autres lorsque ces dents siègent sous la langue, ou sont en rapport avec la face interne des joues (ulcérations rebelles).

III. Génération hors de la cavité buccale. — Le plus ordinairement il se forme une cavité kystique où l'on trouve une ou plusieurs dents avec d'autres produits de nature dermique ou épidermique (poils, cheveux).

Les faits de genèse proprement dite sont représentés au contraire par l'apparition d'une dent, sans autres parties accessoires : formation d'une dent isolée sans cavité kystique, ni autres produits dermoïdes, dent fixée à la paroi interne du crâne en comprimant la masse cérébrale [Goubaux (d'Alfort)]; dent implantée dans la paroi vésicale (Leudet), etc.

**D. Anomalies de direction.** — Elles sont sous la dépendance immédiate des anomalies des maxillaires et notamment de l'étroitesse, de l'insuffisance de développement de l'arcade; les causes médiates sont les influences générales ayant entravé ce développement, particularités ethnologiques, héréditaires, idiotie, rachitisme. On a invoqué également le rôle des tumeurs adénoïdes qui, en gênant la respiration nasale, rendent habituelle la respiration par la bouche; il en résulte une pression constante de la langue sur les dents, action que ne contrecarrent pas les muscles des lèvres; de là une direction prognathe (voyez *Anomalies des maxillaires liées aux anomalies dentaires*). Le volume considérable des dents, les extractions intempestives des dents de lait, une articulation vicieuse, la présence de dents surnuméraires, les anomalies de siège créent ou aggravent les anomalies de direction.

Ces anomalies ne s'observent pas sur les dents de première dentition, elles portent le plus souvent sur les incisives et les canines de la mâchoire supérieure.

La troisième exceptée, les molaires n'offrent pas de direction vicieuse. La rotation des bicuspides sur leur axe est assez commune. La mâchoire inférieure montre un nombre relativement petit d'anomalies de direction cela tient au peu de largeur des incisives.

Les anomalies de direction sont de quatre genres:

1° *Antéversion* (déviation en avant du plan vertical transversal);

2° *Rétroversion* (en arrière);

3° *Inclinaison latérale* (l'axe de la dent ne se trouve plus dans le plan vertical antéro-postérieur);

4° *Rotation sur l'axe* (les bords latéraux, au lieu de correspondre au plan vertical transversal, se trouvent dans le plan antéro-postérieur).

I. Antéversion. — L'antéversion se rencontre plus fréquemment à la mâchoire supérieure. Elle peut atteindre toutes les dents antérieures, mais le plus souvent ce sont les incisives seules. Dans les cas simples il n'y a qu'une ou deux incisives en antéversion.

L'inclinaison occupe tous les intermédiaires depuis la direction normale jusqu'à l'horizontalité (cas rare).

Les maxillaires peuvent garder leur direction primitive, mais dans certains cas la région incisive du maxillaire supérieur a subi une projection en avant (saillie de l'os intermaxillaire). Déformation du visage.

II. Rétroversion. — Il y a projection en arrière de l'arcade dentaire d'une ou plusieurs dents antérieures.

Il peut y avoir déviation définitive à la mâchoire supérieure à cause de l'articulation.

Les causes de rétroversion des dents du haut sont:

Le menton de galoche,

Le retrait congénital de l'os incisif.

S'il y a seulement une ou deux dents atteintes de rétroversion, la cause en est soit à une anomalie primitive dans la direction du follicule, soit à un retard dans l'éruption.

III. Inclinaison latérale ou latéroversion. — La latéroversion est fréquente et importante pour la dent de sagesse, en raison des accidents qu'elle peut entraîner.

IV. Rotation sur axe. — Elle est très fréquente pour les incisives et les canines. Elle atteint quelquefois les petites molaires (où très souvent elle passe inaperçue), rarement les molaires.

**E. Anomalie d'éruption.** — Perturbation chronologique de la date d'éruption des dents. Elle comprend également la chute des dents temporaires.

Elle ne doit pas être confondue avec l'anomalie de siège ni avec celle de nombre (1).

L'âge, l'examen attentif de la cavité buccale, la connaissance de la chronologie de l'éruption dissipent tous les doutes. Les tableaux suivants résument les faits ayant des applications pour le diagnostic de ce genre d'anomalies.

(1) Dubois, *loco citato*.

## Chronologie des deux dentitions.

DENTS TEMPORAIRES.

*Dates d'éruption et de chute.*

| | ORDRE D'ÉRUPTION. | ENFANTS élevés AU SEIN. | ENFANTS élevés AU BIBERON. | DATES DE CHUTE. |
|---|---|---|---|---|
| 1 | Inc. inf. cent...... | 8e mois. | 10e mois | 7e année. |
| 2 | Inc. sup. cent...... | 10e — | 12e — | 7 ans 1/2. |
| 3 | Inc. sup. lat........ | 11e — | 13e — | 8 ans. |
| 4 | Inc. inf. lat........ | 14e — | 16e — | 7 ans 1/2. |
| 5 | 1re mol. sup........ | 16e — | 18e — | 10e année. |
| 6 | 1re mol. inf........ | 17e — | 18e — | |
| 7 | Canine sup......... | 20e — | 19e — | 12e — |
| 8 | Canine in .......... | 20e — | 22e — | |
| 9 | 2e mol sup......... | 24e — | 26e — | 11 ans 1/2. |
| 10 | 2e mol. inf........ | 26e — | 22e — | |

DENTS PERMANENTES.

*Commencement de la calcification. Éruption.*

| | ORDRE D'ÉRUPTION. | APPARITION du CHAPEAU DE DENTINE. | ÉRUPTION. |
|---|---|---|---|
| 1 | 1re molaire.............. | 6e mois de la vie fœtale. | 5 à 6 ans. |
| 2 | Inc. centrale............ | 1er mois après la naissance. | 7e année. |
| 3 | Inc. latérale............ | | 8 ans 1/2. |
| 4 | 1re bicuspide ............ | | 9 à 10 ans. |
| 5 | 2e — ........... | | 11 à 12 ans. |
| 6 | Canines................. | | |
| 7 | 2e molaire............... | 3e année. | 12 à 13 ans. |
| 8 | 3e — .............. | 12e — | 18 à 25 ans. |

Cette anomalie peut être de plusieurs genres :

1° Pour les deux dentitions :

Par éruption précoce,

Par éruption tardive.

2° Pour la dentition temporaire :

Par chute précoce,

Par chute tardive.

I. ANOMALIE PAR ÉRUPTION PRÉCOCE. — L'éruption est généralement plus précoce chez les filles que chez les garçons.

Pour les dents permanentes l'apparition des dents à la mâchoire inférieure précède généralement celle de la mâchoire supérieure.

Dans chaque groupe la dent de gauche a une tendance marquée à sortir la première.

L'éruption des premières dents de lait à cinq et six mois ne constitue pas une anomalie, elle serait plutôt un signe de santé.

On a signalé que des enfants avaient des dents à leur naissance, Louis XIV, Mirabeau. Le cas est exceptionnel, comme le montre le relevé fait à la Maternité de Paris pour la période 1858-1868. Sur 17 758 enfants, trois seulement avaient deux incisives à leur naissance.

Mme Sollier a observé chez quelques enfants idiots ou arriérés une précocité de la dentition (1). L'éruption prématurée d'un ou plusieurs groupes de dents temporaires n'implique pas qu'il en sera de même pour la dentition permanente. La corrélation ne s'observe que rarement.

Soit que les dents de lait à éruption très précoce soient mal constituées, soit que l'organisme soit trop faible pour supporter le désordre que cause leur apparition, elles donnent lieu le plus souvent à des accidents de dentition, elles peuvent rendre douloureuse la succion du sein.

Si l'état d'avancement de la formation de la ra-

(1) Signalons aussi l'influence probable de la syphilis héréditaire (2 observ. personnelles).

cine est la principale cause d'éruption, celle-ci n'en est pas moins influencée par des causes secondaires : la direction, l'emplacement du germe. Si la sortie prématurée d'une dent permanente ne se complique pas d'une direction vicieuse, le fait est sans grande importance.

Toutefois, on doit dire que les dents ayant fait éruption de bonne heure sont plus susceptibles de carie que celles où l'éruption est normale; cela se comprend, si l'on se rend compte que la calcification peut être très peu avancée au jour de l'éruption.

II. Anomalie par éruption tardive. — Quand, pour les dents temporaires, les dates ci-dessus sont quelque peu dépassées, il n'y a pas motif à préjuger rien de fâcheux pour l'état général et l'évolution des dents elles-mêmes. Il n'en est pas de même lorsque les premières dents ne se montrent qu'après dix mois. Comme on le verra plus loin, l'alimentation, l'hérédité jouent à cet égard un rôle primordial ; aussi n'est-il pas rare de voir des enfants mal nourris, rachitiques, hérédo-syphilitiques, idiots, n'avoir que quelques dents à dix-huit mois et deux ans et n'achever leur dentition qu'à trois ans et demi.

Les retards d'éruption dans la seconde dentition sont beaucoup plus fréquents que dans la première, parce que, aux causes générales, viennent s'ajouter des influences locales diverses ; la troisième molaire surtout apparaît souvent très tardivement, la canine peut subir également des retards notables de plusieurs mois et même de plusieurs années.

Étiologie. — Le tableau de Seigneur (1) reproduit plus haut (p. 101) montre l'influence de la diététique,

(1) Seigneur, Thèse Paris, 1880. — Comby, *Arch. gén. de Méd.*, fév. 1888.

cela est en rapport avec les observations de tous les médecins d'enfants. « Il est donc très important, si l'on veut dresser une statistique sérieuse des dates de sortie des premières dents, de partager les enfants en deux catégories :

1° Les enfants allaités naturellement ;

2° Les enfants qui ne sont pas allaités naturellement » (Comby).

L'allaitement artificiel crée donc à cet égard un état pathologique.

Les tares héréditaires agissent de même, et pour Fournier la syphilis héréditaire cause un retard de la première dentition (dans un quart des cas), le retard de la deuxième dentition (dans plus d'un tiers des cas).

Chez les enfants arriérés et idiots, Mme Sollier a rencontré une proportion de 25 p. 100 de retardataires. Non seulement des affections diathésiques comme le rachitisme, la scrofule, donnent lieu à un retard de l'éruption des dents, mais encore les affections aiguës, bronchite, coqueluche, rougeole. Le phénomène contraire se constate dans certains cas, l'éruption des dents est avancée par la fièvre éruptive.

Les retards dans l'éruption des dents n'ont rien d'inquiétant en eux-mêmes, et ce n'est que parce qu'ils sont l'indice d'un mauvais état général qu'ils doivent attirer l'attention.

L'insuffisance de développement des mâchoires est aussi un obstacle à l'éruption aux époques normales, les influences mécaniques sont sur ce point très actives.

Chez les nègres et chez les individus à maxillaires développés la dent de sagesse évolue de bonne heure.

Enfin, l'anomalie d'éruption, par éruption très tardive, est parfois rencontrée sur des individus adultes et même sur des vieillards. M. Desprès a observé sur lui-même la sortie de ses deux canines à vingt-un ans. Tomes rapporte deux faits d'éruption tardive de la canine supérieure survenue dans l'un à l'âge de trente-deux ans,. dans l'autre à quarante-cinq ans.

Le musée de l'École dentaire de Paris renferme un moulage pris par M. Prevel sur une femme âgée de soixante-cinq ans sur laquelle une incisive centrale fit éruption.

Enfin M. Cosse (1) a rapporté un fait d'éruption de canine chez une femme de quatre-vingt-cinq ans.

Ces faits de dentition tardive ont donné à croire à l'existence d'une troisième dentition. L'observation rigoureuse des faits, la connaissance de l'état des maxillaires chez le vieillard, démentent ces exagérations.

Une ou deux dents restées incluses dans le maxillaire (dents de la série normale ou dents supplémentaires), peuvent faire éruption dans un âge avancé, mais cela ne constitue en rien le phénomène d'une série dentaire nouvelle.

L'éruption tardive est souvent accompagnée de désordres consécutifs, ostéite, nécrose.

III. Anomalie par chute précoce des dents temporaires. — Elle est subordonnée au point de vue tératologique à la formation prématurée des dents permanentes correspondantes.

En plus des perturbations physiologiques causées par la disparition prématurée des dents de lait, il se produit des anomalies de direction, une éruption précoce de la dent permanente. Tomes a nié l'in-

(1) Cosse, *Comptes rendus, de la Soc. de biol.*, 1869, p. 84.

fluence de la présence des dents de lait pour le placement de la seconde dentition, mais l'observation journalière dément cette assertion. La dent de lait agit comme un coin en provoquant l'écartement de la mâchoire; elle est un tuteur pour les dents voisines, temporaires ou permanentes; elle maintient l'articulation normale; enfin, elle entrave l'éruption précoce.

Si dans la série normale l'absence d'une dent antagoniste provoque l'allongement de la dent de la mâchoire opposée, pendant le passage de la première à la seconde dentition le même phénomène se produit.

IV. Anomalie par chute tardive. — Est beaucoup plus fréquente que la chute précoce, pour les raisons physiologiques indiquées plus haut. Les canines et les molaires sont les dents le plus souvent rencontrées dans les mâchoires d'adultes.

Si la présence tardive n'est pas cause déterminante des anomalies de direction, elle les aggrave presque toujours et à ce titre elle mérite la plus grande attention de la part du praticien.

L'état général, les anomalies des maxillaires, de direction, de siège, sont les causes principales de la chute tardive.

Le placement anormal du germe de la dent permanente a une influence prépondérante sur la chute de la dent de lait, quand les germes ne sont pas placés directement l'un au-dessous de l'autre; la résorption radiculaire de la dent de lait, la poussée verticale de la dent permanente ne se produisent pas; la conséquence est la présence anormalement prolongée de la première.

Le placement irrégulier des germes de la série permanente entraîne des anomalies d'éruption. Celles-ci aggravent les anomalies de direction.

Si l'état de santé, si une alimentation appropriée à l'appareil digestif de l'enfant expliquent certaines éruptions précoces, d'autres, celles se produisant dans les états pathologiques, échappent à toute explication. La sortie précoce des dents permanentes est souvent due à la disparition prématurée des dents temporaires. Ainsi quand les molaires de lait sont avulsées à la suite de périostites phlegmoneuses, l'opération a presque toujours pour conséquence de hâter l'éruption des bicuspides correspondantes.

**F. Anomalies de nutrition ou anomalies de structure compliquée.** — Ces anomalies proviennent de perturbation qui surviennent soit dans le fonctionnement des organes formateurs de la dent, soit dans la constitution des éléments anatomiques des tissus dentaires en voie de genèse.

I. *Atrophie folliculaire.*

II. *Odontome.*

III. *Transformation kystique.*

Ce sont des troubles congénitaux pouvant être constatés cliniquement à un âge avancé.

I. Atrophie folliculaire. — Il y a tantôt résorption complète du follicule, tantôt réduction de son volume et transformation fibreuse.

La résorption peut survenir à *toutes* les époques de l'évolution (1).

Circonstances prédisposantes : hérédité, compression (dent de sagesse inférieure).

II. Odontome. — L'odontome est une tumeur développée aux dépens d'une ou plusieurs des parties constituantes du follicule, ou des tissus dentaires pendant la genèse.

Il y en a trois variétés pour Magitot :

1° *Odontomes bulbaires.*

(1) Magitot et Legros, *Académie des Sciences*, 1874.

2° *Odontomes odontoplastiques.*

3° *Odontomes radiculaires.*

1° *Odontomes bulbaires.* — Ils sont désignés cliniquement sous divers noms : *fibromes des machoires, tumeurs fibroplastiques, corps fibro-cellulaires,* etc.

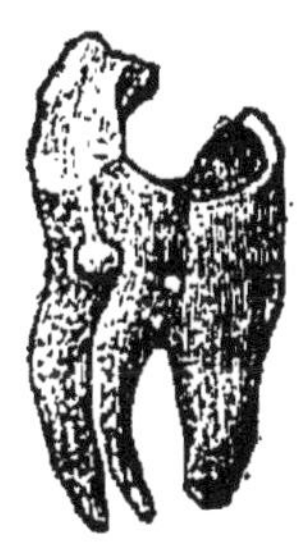

Fig. 10. — Molaire inférieure, avec deux nodules de l'émail, d'après un spécimen appartenant à M. L. Read.

Au microscope, on remarque les éléments du bulbe avec des fibres conjonctives plus ou moins serrées ; l'enveloppe est formée par la paroi folliculaire ; dans certaines tumeurs on trouve un liquide séreux ou séro-sanguinolent, et quelquefois un mucus filant avec de la cholestérine ; on trouve aussi des matières grasses (fig. 10 et 11).

Il y a hypertrophie ou hypergenèse du bulbe ou les deux ensemble. Donc tantôt il y a une simple augmentation de volume, tantôt il y a hypergenèse,

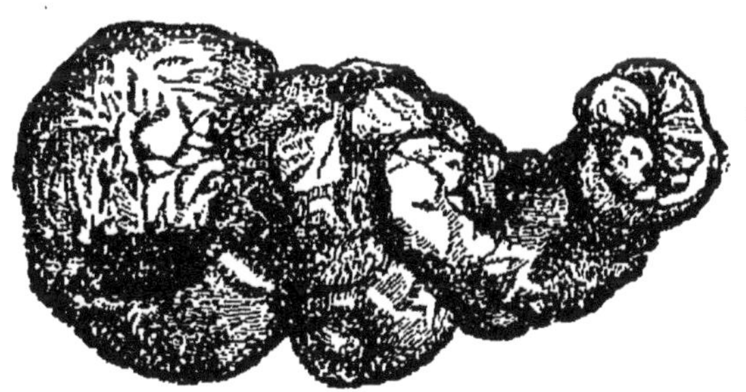

Fig. 11. — Odontome.

une multitude de bulbes agglomérés. L'odontome peut alors acquérir un volume considérable et donner lieu à des accidents graves du maxillaire. En outre on trouve des *grains phosphatiques*, ou *chapeaux de dentine*, ou *grains dentinaires.*

L'odontome bulbaire atteint ordinairement le follicule de la dent de sagesse inférieure.

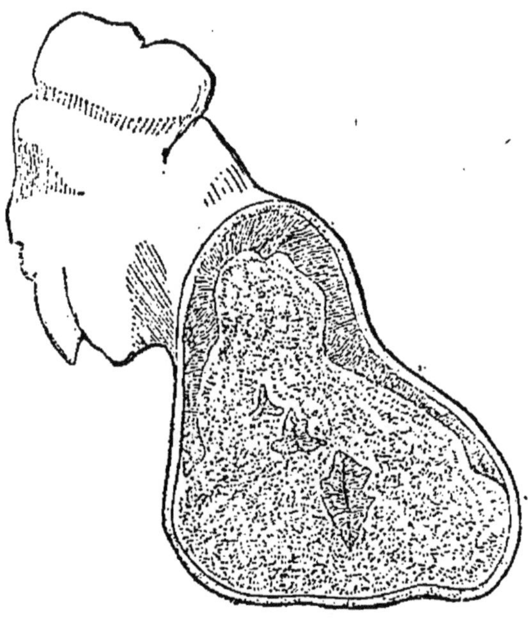

Fig. 12. — Structure d'un odontome dentinaire (Salter, *Guy's Hospital Reports*, 1869).

2° *Odontomes odontoplastiques*. — Ils sont dus aux altérations de nutrition dans le follicule, après le début de formation des éléments constitutifs de la dent. D'où leur division en quatre catégories :

A. *Cémentaires* (seulement chez les herbivores, dont les dents sont à cément coronaire) ;

B. *Dentinaires* ou *coronaires*, deux variétés : *a*. Odontomes dentinaires diffus. — *b*. Odontomes dentinaires circonscrits ;

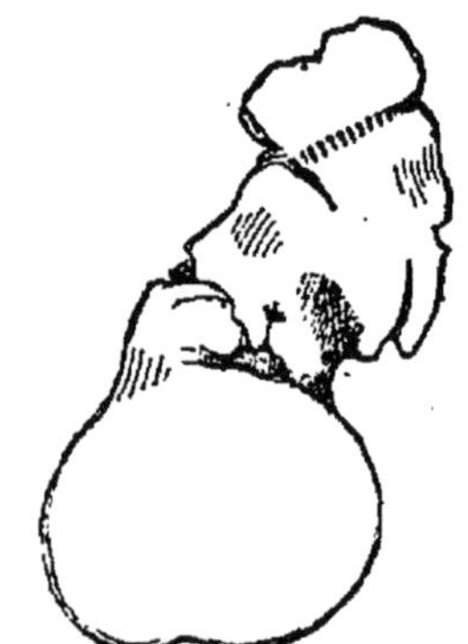

Fig. 13. — Rapport de l'odontome dentinaire avec la dent.

C. *Cémento-dentinaires* (seulement chez les herbivores, dont les dents sont à cément coronaire.

D. *Adamantins.*

Les seuls odontomes qui nous intéressent sont les Odontomes *dentinaires* et les Odontomes *adamantins* :

Les *Odontomes dentinaires diffus* (fig. 12 et 13). Ont pour point de départ une hypertrophie avec altérations de la substance de la pulpe et irrégularités dans la formation de l'ivoire.

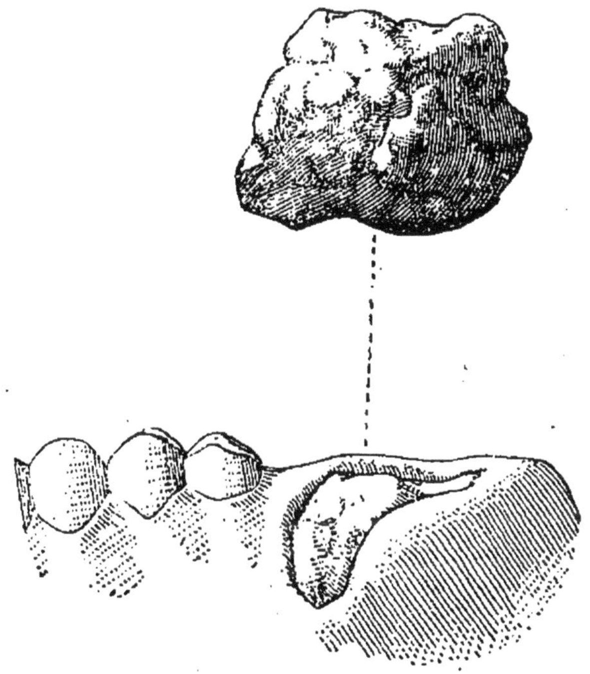

Fig 14. — Odontome dentinaire circonscrit, en place, avant l'extraction (P. Dubois).

De son côté, l'organe de l'émail peut être frappé de troubles concomitants qui entraînent la perturbation dans la formation des prismes. Il en peut résulter que, si une portion de la couronne développée antérieurement à l'apparition de ces troubles, a pu conserver sa physionomie normale, toute l'étendue de la couronne qui correspond à ces troubles, constitue une tumeur plus ou moins volumineuse.

Les *Odontomes dentinaires circonscrits* (fig. 14, 15 et 16) se produisent sur un point isolé de la cou-

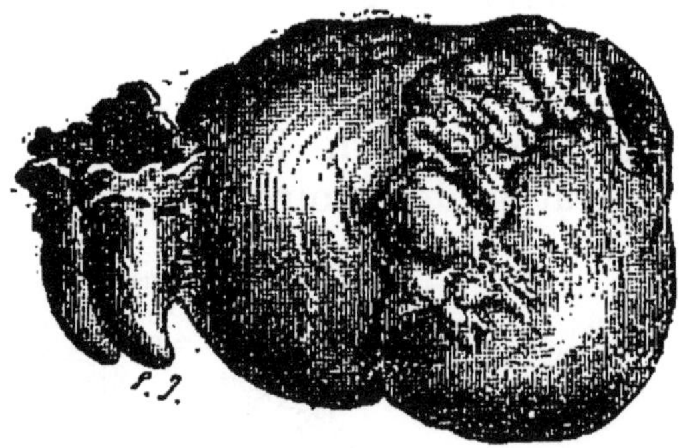

Fig. 15.— Odontome dentinaire circonscrit (Musée Dupuytren), (P. Dubois.)

ronne; ils forment une tumeur dure, composée d'ivoire et d'émail, tantôt globuleuse et assez lisse, tantôt couverte de végétations (*dents verruqueuses de Salter*).

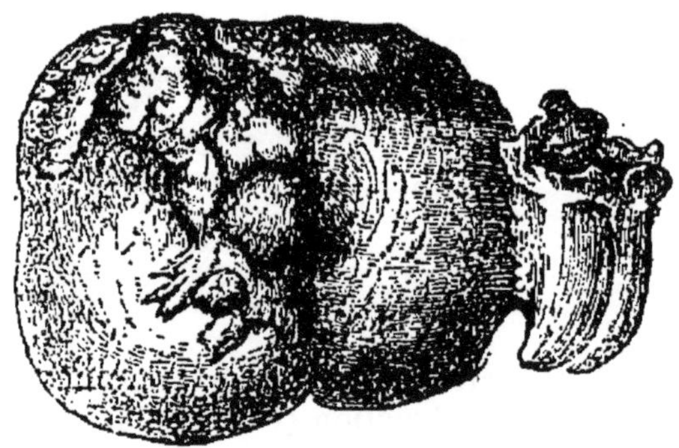

Fig. 16. — Odontome dentinaire (Am. Forget).

Les *odontomes adamantins* sont dus à une perturbation de nutrition de l'organe de l'émail isolément. Il se forme de petites tumeurs d'émail (grosseur d'un tête d'épingle, d'un petit pois), ordinairement *hétérotopiques*, c'est-à-dire situées en un point de la dent ordinairement dépourvu d'émail (angle d'intersection des racines d'une molaire par exemple).

3° *Odontomes radiculaires.* — Ils se forment à l'époque où, la couronne ayant achevé son développement, les racines commencent à se former. Il y a participation des deux tissus radiculaires; ils sont tantôt purement *cémentaires* (cas extrêmement rare, la tumeur est de volume variable, mamelonnée), tantôt *cémento-dentinaires*, ce cas est plus fréquent.

III. Transformation kystique (*kyste folliculaire* de Magitot). — C'est dans l'organe de l'émail que le kyste

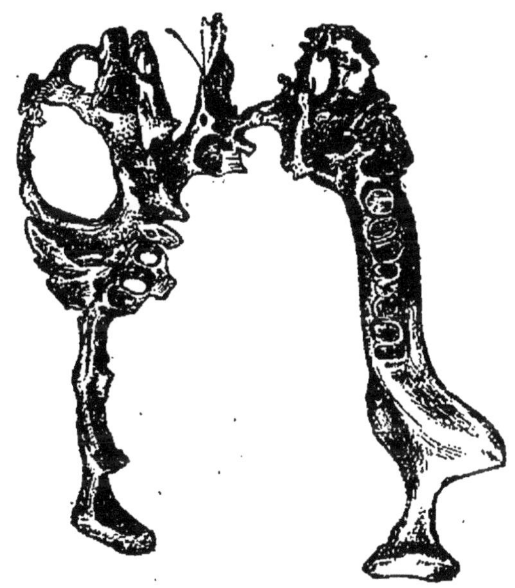

ig. 17. Kyste de la mâchoire (St Bartholomew's Museum).

prend naissance : c'est en effet dans la dent en voie de développement la partie la plus molle, la moins résistante, elle se dissocie et se ramollit vite après la mort. Il ne se produit de l'émail que par la couche profonde; le reste se ramollit, se résorbe. Donc la transformation kystique est assez facile. Mais dans la période embryo-plastique où l'organe de l'émail et le bulbe ne sont encore constitués que par une gangue molle, le kyste ne renferme ni dents, ni rudiments de dents, on pourra y trouver une matière d'aspect sébacé, un amas de cellules épithéliales fournis par la paroi interne du follicule (fig. 17 et 18). Suivant le moment où la transformation kystique vient surprendre l'organe de l'ivoire, on trouve

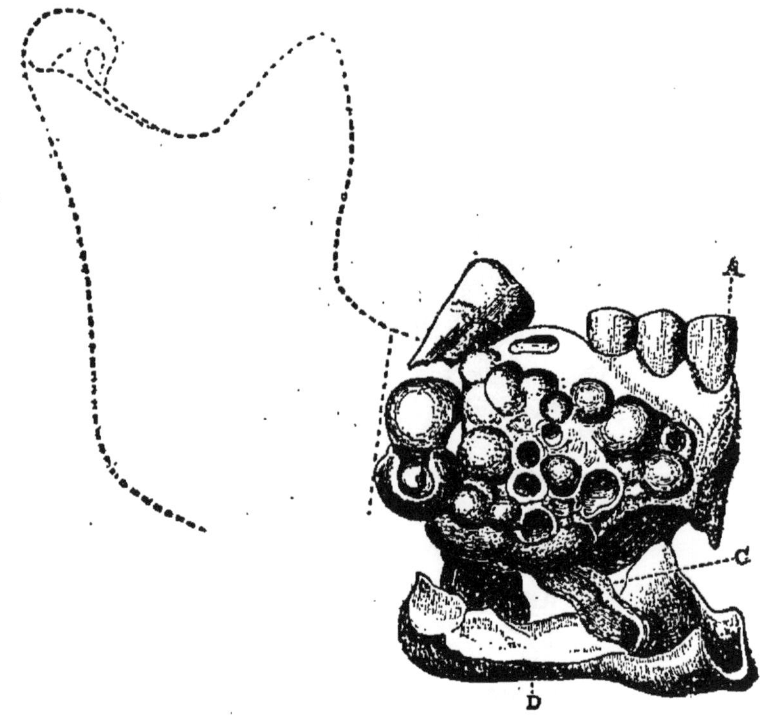


Fig. 18. — Kyste de la mâchoire (*).

(*) A, canine ; B, seconde molaire ; C, portion antérieure du nerf dentaire ; D, débris de la base de la branche horizontale du maxillaire excavé à sa face supérieure, sur laquelle reposait la tumeur (Robert Adam, *Dublin Hospital Gazette*, 1857).

dans le kyste : des masses informes d'ivoire dépourvues d'émail, ou la dent ayant acquis sa forme définitive. Et même si le kyste se produit tardivement, la dent pourra être entière et pourvue d'une racine presque ou complètement achevée.

Si le kyste est chez un sujet dont la deuxième

dentition est complète, il s'est développé dans un follicule d'une dent surnuméraire. Quand il y a plus d'une dent dans la cavité kystique, Broca l'explique par la *multiplicité des bulbes*.

*Siège.* — Si le kyste se développe dans l'épaisseur de l'arcade alvéolaire et si le développement n'est pas trop considérable, il pourra y rester contenu tout entier, ou la dent sera implantée dans la voûte palatine, l'apophyse montante, à la face interne de l'orbite, ou à la partie inférieure de la branche horizontale dans la branche montante. Le siège primitif du kyste est en rapport avec celui de la dent, mais en se divisant il se porte nécessairement du côté où il y a le moins de résistance. A la mâchoire inférieure il écarte les deux lames de l'os, à la mâchoire supérieure il va dans la direction du sinus, soit en *refoulant*, soit en *traversant les parois*.

*Anatomie pathologique.* — La couronne fait saillie dans la cavité; lorsque la racine existe, il arrive souvent qu'elle reste implantée dans le tissu osseux.

Il peut arriver aussi que la dent soit complètement libre dans l'intérieur du kyste, si la tumeur est ancienne et si la membrane kystique en se dilatant progressivement s'est peu à peu détachée de la dent.

Le sac kystique peut former une ou plusieurs loges intérieures, on a alors :

Les kystes uniloculaires;

Les kystes multiloculaires.

Le kyste peut suppurer, mais cela arrive rarement.

Ordinairement il contient une sérosité claire, rarement sanguinolente, plus souvent visqueuse, quelquefois avec des cristaux de cholestérine.

Rapports avec l'os : Il y a peu d'adhérence, mais il

s'y creuse une cavité qui augmente d'étendue, et même il peut y avoir une disparition complète du tissu osseux, la membrane du kyste est alors à nu et les fluctuations sont manifestes.

Forget a montré que les kystes des maxillaires ne prennent jamais naissance dans le canal dentaire, particulièrement ceux du maxillaire inférieur, ce n'est que très tardivement qu'il peut être envahi. Ceci est un grand point pour le diagnostic, car le cancer ne respecte pas le canal dentaire et détermine des douleurs ou une anesthésie partielle qui apparaissent de bonne heure.

**G. Anomalies de structure.** — I. ANOMALIES DE STRUCTURE DANS LA TOTALITÉ DE L'ORGANE, c'est-à-dire qui intéressent à la fois l'émail et l'ivoire).

*Érosion.* — L'érosion est une altération de la couronne des dents qui au moment de l'éruption apparaissent comme usées ou rongées sur un certain point de leur hauteur. Tantôt ces altérations ont la forme d'*échancrures* toujours courbes occupant le bord libre; tantòt la forme de *sillons horizontaux* partageant en plusieurs divisions la hauteur de la couronne.

Fait caractéristique : cette altération n'est jamais isolée à une seule dent, mais affecte constamment sur le même point, à un égal degré et sous la même forme, les dents homologues d'une même mâchoire ou des deux mâchoires.

L'érosion affecte *surtout les dents permanentes.*

Pour Parrot l'érosion dans les dents temporaires atteint par ordre de fréquence : les *canines, deuxièmes petites molaires, premières petites molaires, incisives latérales, incisives médianes* (1).

Dans les *dents permanentes* (Magitot), la plus

(1) Parrot, *Congrès de Reims*, 1881

fréquemment atteinte est la *première grosse molaire*, puis les *incisives inférieures* et *supérieures*, les *canines*, les *petites molaires*, rarement les *deuxième et troisième grosses molaires*.

Il y a plusieurs formes d'érosion : l'*échancrure arrondie* ou *ellipsoïde* pour les incisives; pour les molaires, *la surface triturante est transformée en une série de petits mamelons plus ou moins irréguliers*, séparés par des anfractuosités entamant la couche d'émail tout entière.

Le bord de l'échancrure des incisives et celui de la région érodée des molaires sont occupés par un *bourrelet irrégulier composé d'émail normal*, mais plus épais que dans les autres points et recouvrant un ivoire également normal.

Dans une deuxième forme, la couronne apparaît comme rongée par un acide dans une certaine étendue de sa hauteur, laquelle est presque complètement ou complètement privée de sa couche d'émail : *c'est l'érosion en nappe*. — Dans ce cas comme dans l'érosion en échancrure, la lésion est encore limitée par un bourrelet d'émail.

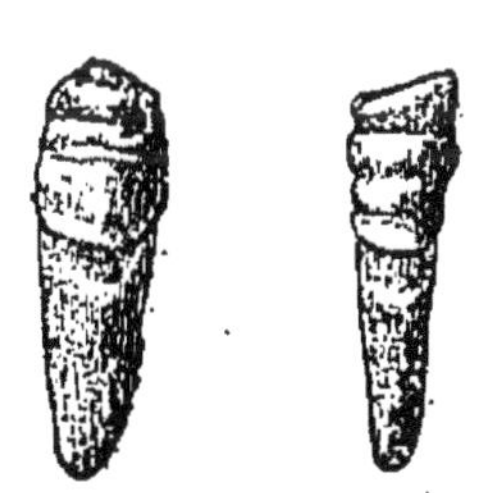

Fig. 19 et 20.— Dents avec érosion à la surface de l'émail qui d'ailleurs paraît normal (Miller).

*Dans des circonstances plus simples*, l'érosion apparaît sous forme d'un *trait* ou *sillon léger*, granuleux, pointillé, mais n'atteignant jamais en profondeur la totalité de l'épaisseur de l'émail.

Plusieurs de ces lésions peuvent exister ensemble sur la même dent; ainsi l'échancrure, puis la zone étroite ou large, ou un ou plusieurs sillons parallèles peuvent se rencontrer simultanément : *dents en étages, en escalier* (fig. 19 et 20).

Il peut même arriver qu'une dent présentant plusieurs formes d'érosion devienne méconnaissable, et on ne constate plus qu'un tronçon difforme à la place de la couronne.

*Dents en gâteau de miel* (Tomes, Parrot (1), Fournier). — On sait que la calcification des follicules de la deuxième dentition est remarquablement précoce. Ainsi pour les premières grosses molaires elle commence au sixième mois de la vie fœtale, pour les incisives au premier mois après la naissance, pour les canines au troisième ou quatrième mois, etc. ; cela pourrait nous expliquer pourquoi l'influence de

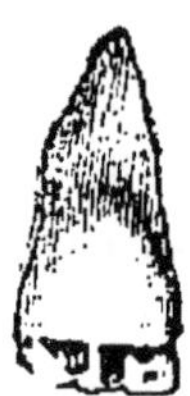
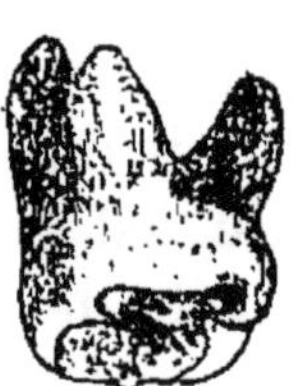
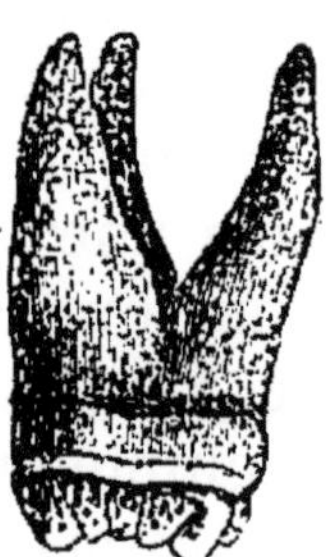

Fig. 21, 22 et 23. — Dents en gâteau de miel (Miller).

la syphilis héréditaire retentit sur certaines dents et non sur d'autres (fig. 21, 22, 23).

En effet, c'est dans le courant de la vie intra-utérine, puis dans les deux ou trois premiers mois de la vie extra-utérine que la syphilis héréditaire est surtout en action ; or les dents en voie de formation sur lesquelles elle pourra sévir sont la première grosse molaire, les incisives et les canines.

La *dent d'Hutchinson* (2) est caractérisée par une échancrure semi-lunaire occupant le bord libre de la dent qui est entourée suivant uue courbe régu-

(1) Parrot, *Syphilis héréditaire*.
(2) Hutchinson, *Syphilis héréditaire*.

lièrement arciforme, dont la convexité regarde le collet de la dent (fig. 24).

L'échancrure en croissant ne constitue pas toujours l'attribut exclusif de la dent d'Hutchinson, parfois quelques autres particularités s'y rattachent; notons surtout les deux suivantes :

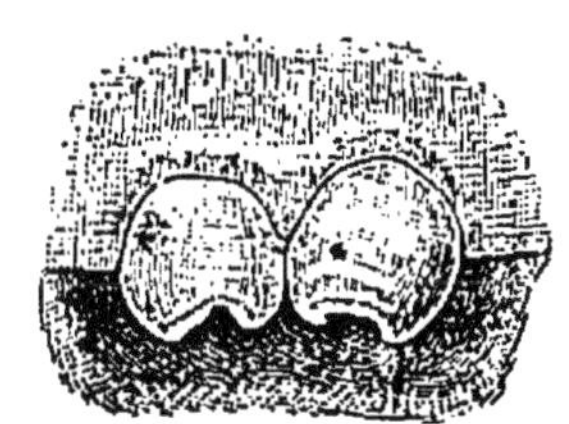

Fig. 24. — Dents d'Hutchinson.

La *forme en tournevis*, c'est-à-dire que les incisives médianes supérieures se présentent rétrécies au niveau du bord libre, élargies au niveau du collet.

La *direction oblique convergente*, c'est-à-dire légère inclinaison en dedans, de façon à les faire converger l'une vers l'autre.

Telle est la dent d'Hutchinson adulte, mais elle n'a pas toujours le même aspect : *jeune*, elle se présente sans échancrure (seulement une fine dentelure); *vieille*, elle se présente également sans échancrure et cela pour des raisons inverses : il n'y a pas d'usure dans le premier cas, il y a usure des extrémités dans le deuxième.

La malformation d'Hutchinson est spéciale non seulement par sa configuration, mais aussi par sa localisation habituelle sur les incisives médianes supérieures de la seconde dentition.

C'est à propos de cette malformation que Fournier a dit : « L'échancrure semi-lunaire d'Hutchinson est une présomption formelle, peut-être même un signe certain d'hérédité syphilitique (1). »

Sauf la restriction concernant la dent d'Hutchinson, Fournier est loin d'admettre l'influence

(1) Magitot, *Affection infantile à invasion brusque, éclampsie*. (Société de chirurgie, 1875). — Broca, *Crânes trépanés* (Société d'anthropologie, 1876).

héréditaire syphilitique seule pour expliquer ces anomalies de structure. Ce sont là, dit-il, des lésions communes, vulgaires, banales, que peut réaliser n'importe quel trouble morbide; ce sont des lésions témoignant simplement d'un trouble nutritif survenu dans le plus jeune âge et rien de plus; mais de toutes les causes qui peuvent produire ces lésions la syphilis est certes, et de beaucoup, la plus commune.

II. Anomalies de structure particulières a l'émail. — Ces anomalies sont caractérisées par certaines taches opaques, blanchâtres, isolées ou symétriques sur des dents homologues. Généralement elles ont la forme circulaire et sont dues à des troubles de composition chimique, car la disposition prismatique est normale.

Les dents ainsi affectées sont prédisposées à la carie dentaire.

**H. Anomalies de disposition.** — Elles consistent dans la soudure de deux germes ou la division d'un seul.

I. Réunions anomales. — On désigne sous ce nom : *tous faits de réunion avec conservation toujours nette de la forme des dents.*

Par exemple, la *pénétration d'un follicule par son voisin* avant la disparition de la paroi folliculaire intermédiaire. Il faut donc non seulement des dents contiguës, mais contemporaines dans leur évolution.

Ce cas arrive surtout pour la seconde dentition, surtout pour les incisives et les molaires. C'est par contemporanéité que s'explique l'adhérence d'une couronne d'une deuxième molaire avec les racines d'une première grosse molaire.

Toutefois Wedl et Broca ont signalé des exemples de soudure entre canine et incisive, mais à une *dentition temporaire.*

Davaine a rapporté un fait de soudure d'un follicule surnuméraire à une dent en série régulière.

Ces réunions, pour Geoffroy Saint-Hilaire, sont sous la dépendance de la *loi d'affinité des parties semblables* (doigts, reins, yeux), en outre elles représentent un fait de *réversion*, car c'est un rapprochement de la dentition humaine de celle des mammifères, dont les dents sont normalement soudées (herbivores, par exemple).

Il y a alors grande difficulté d'extraction.

II. Disjonctions. — Divisions anomales. — Dans ces anomalies il y a des divisions plus marquées des tubercules des molaires, des saillies du bord libre des incisives, une séparation exagérée des racines, une bifidité de certaines racines normalement simples.

Rapprochement avec les simiens qui ont les molaires à tubercules plus accentués, des canines à racines bifides; les lémuriens (faux singes) dont les incisives présentent des divisions profondes d'où leur nom de *pectinées*.

**I. Anomalies des maxillaires liées aux anomalies dentaires** (1). — Les causes générales énoncées comme facteurs d'anomalies influent au même titre sur les maxillaires et on peut dire que, la diastolie exceptée, il y a parallélisme entre les anomalies des dents et celles des os qui les supportent. Les anomalies de direction, entre autres, sont sous la dépendance à peu près exclusive de la malformation osseuse.

Les anomalies dentaires peuvent accentuer l'irrégularité du bord alvéolaire, mais c'est intervertir l'ordre et l'importance des phénomènes que d'accorder, ainsi que le fait Talbot, un rôle prépondérant au

(1) Paul Dubois, *Aide-mémoire du chirurgien dentiste*, 1894. 2e édition, tome II, p. 118.

placement anormal du germe de la canine. Ce fait secondaire est subordonné à la malformation osseuse, et n'a qu'une importance limitée. L'alvéole se moule sur la racine; il n'en est pas de même de la base et du corps de l'os, dont le développement obéit à des causes plus générales. O. Coles pense que l'ossification prématurée des sutures crâniennes est la cause de la formation du palais en ogive. L'hypothèse est plausible, mais manque de faits à l'appui. En tout cas la forme du crâne correspond à la forme des mâchoires, le maxillaire supérieur est le plus directement influencé.

Mme Sollier, Talbot et tous ceux qui ont pu observer des enfants idiots et épileptiques, ont remarqué que chez eux les maxillaires étaient de forme anormale; et Mme Sollier dit que chez ces enfants la voûte palatine est défectueuse dans 45 p. 100 des cas.

Le prognathisme des mâchoires est fréquent chez les adolescents frappés d'obstruction nasale, par suite de catarrhe chronique ou de tumeurs adénoïdes. Le suçage habituel du pouce a une action analogue.

Les tumeurs adénoïdes ont une importance particulière. Châtelier dit que les adolescents affectés de tumeurs adénoïdes ont :

« La voûte palatine très élevée et rétrécie au point que quelquefois les sujets ont peine à en toucher le sommet avec leur langue; sur une section transversale et verticale on se rend parfaitement compte de cette disposition; le contour de la voûte palatine prend nettement la forme ogivale.

« ... La conséquence immédiate de ce fait est de donner un petit rayon de courbure à l'arcade alvéolaire supérieure, et de lui donner une saillie prononcée en avant.

« ... Cette saillie de la région antérieure de l'arcade

alvéolaire est encore augmentée par la projection en avant de l'os incisif et des dents qu'il supporte.

« Celles-ci font souvent une saillie considérable en avant, repoussant la lèvre supérieure sous laquelle elles apparaissent au dehors. L'os incisif est d'autant plus proéminent que l'arcade alvéolaire est moins développée, et que le vomer qui lui sert de support a été moins enrayé dans son développement.

« Les apophyses palatines sont déviées en haut, de manière à constituer la forme ogivale de la voûte dont nous avons déjà parlé. Souvent entre elles, sur la ligne médiane, on sent une saillie antéro-postérieure plus ou moins régulière, qui est constituée par le bord inférieur du vomer qui n'a pu trouver place dans la cavité nasale verticalement rétrécie (1).

Le maxillaire inférieur dans ces cas ne subit pas de déformation primitive, il subit pourtant les effets d'une articulation vicieuse, et secondairement il est influencé par le manque de contact ou le contact irrégulier des dents antagonistes.

Les malformations des maxillaires liées aux anomalies dentaires comprennent :

1° L'asymétrie;

2° La diastolie;

3° L'atrésie;

4° Le prognathisme.

Asymétrie. — Dans ce genre d'anomalies, les lignes paraboliques des deux mâchoires ne concordent pas entre elles, soit qu'elles forment des courbes différentes au maxillaire inférieur, soit que le côté gauche soit très dissemblable du côté droit. Il est rare que la non-concordance se limite aux maxillaires, et l'arrêt de développement s'étend à d'autres parties du squelette.

(1) Châtelier, *Des tumeurs adénoïdes du pharynx*, p. 47.

Le côté gauche est plus souvent déformé que le droit. Une statistique de Haskell et Talbot donne 88 anomalies à gauche, 12 à droite.

Diastolie. — Elle consiste en une augmentation du diamètre transversal des mâchoires.

Rare chez la race caucasique, elle est plus fréquente chez les races inférieures, particulièrement chez le nègre.

Elle est plutôt une variété anatomique qu'une anomalie proprement dite, et n'a pas de conséquences pathologiques.

Atrésie. — Le rétrécissement du diamètre de l'un ou des deux maxillaires, constitue l'atrésie.

Une voussure exagérée de la voûte palatine (palais en ogive), le prognathisme de la partie antérieure de l'arcade, une articulation vicieuse en sont les conséquences.

A cela s'ajoutent des troubles fonctionnels variés: phonation imparfaite, *zézaiement;* respiration difficile par suite du rétrécissement de la cavité nasale.

A ce degré, les malformations de maxillaire ont des relations causales avec les fissures palatines ; Trélat, Wolff voient surtout dans ce genre de malformations, une réunion intra et parfois post-utérine de la fissure congénitale. Ainsi on serait dans ces cas en présence d'une fissure où la réunion aurait été spontanée (1).

Prognathisme. — Il est souvent un caractère de race, et surtout de race inférieure ; il s'associe à la dolicéphalie, quoiqu'il puisse s'observer chez les brachycéphales.

Le prognathisme peut être limité à la région alvéolaire, ne porter que sur une mâchoire ou sur les deux, il est dit selon les cas : *prognathisme maxillaire*

(1) M. Lermoyez, *De l'insuffisance vélo-palatine.*

*supérieur, prognathisme maxillaire inférieur, prognatisme double.*

Le prognathisme de la mâchoire inférieure (ou *menton de galoche*) est une malformation plus grave que celui de la mâchoire supérieure. Il est de correction difficile et c'est pour ce cas que la fronde a été conseillée.

Il s'accentue avec l'âge par suite du glissement en avant du condyle dans la cavité glénoïde.

L'écoulement et la projection de la salive au dehors, une phonation, une mastication défectueuses, résultent du prognathisme, notamment quand il est compliqué d'articulation très vicieuse. Les dents, pour se maintenir en bonne place, ont besoin d'une articulation normale, sans quoi elles subissent l'action mécanique de la langue et sont de plus en plus projetées en avant.

Signalons en terminant la classification suivante adoptée par M. Godon, qui comprend à la fois les *anomalies dentaires* et les *anomalies de forme des arcades dentaires* et qui nous a semblé plus facile à retenir en raison de sa simplicité:

## Anomalies dentaires : 3 groupes.

### 1er Groupe. — *Anomalies d'éruption.*

- Éruption….
  - Précoce……. / Tardive…….
    - *a.* De la dentition temporaire.
    - *b.* De la dentition permanente.

### 2e Groupe. — *Anomalies d'arrangement.*

- 1° Direction..
  - *a.* Antéversion.
  - *b.* Rétroversion.
  - *c.* Latéroversion.
  - *d.* Rotation sur l'axe.
- 2° Siège…..
  - *a.* Hétérotopie par transposition.
  - *b.* Hétérotopie par déplacement…
    - 1° Hors de l'arcade.
    - 2° Hors de la cavité buccale.
- 3° Nombre…
  - *a.* Par augmentation.
  - *b.* Par diminution.

### 3e Groupe. — *Anomalies de constitution (forme et structure).*

- 1° Forme….
  - *a.* Partielles…
    - Coronaires.
    - Radiculaires.
  - *b.* Totales (A. de volume de Magitot)….
    - Coronaires….
    - Radiculaires….
    - Coronaires et radiculaires….
      - Géantisme.
      - Nanisme.
- 2° Structure.
  - *a.* Simples….
    - *a.* Taches de l'émail, lacunes, espaces interglobulaires de Czermak.
    - *b.* Érosion……
      - Pointillé.
      - Cupule.
      - Sillon.
      - Nappe.
      - Escalier.
      - Amorphisme.
  - *b.* Compliquées.
    - *a.* (A. de disposition Magitot).
      - Par réunion de deux germes.
      - Par division d'un seul germe.
    - *b.* Odontomes…
      - Embryoplastiques.
      - Odontoplastiques.
      - Radiculaires.
    - *c.* Kystes folliculaires……..
      - Embryoplastiques.
      - Odontoplastiques.

## Anomalies de forme des arcades dentaires

*en rapport avec les anomalies dentaires.*

*a.* Asymétrie.
*b.* Diastolie.
*c.* Atrésie.
*d.* Prognathisme.

# DEUXIÈME PARTIE

## PATHOLOGIE BUCCALE

## SECTION I. — MALADIES DE LA MUQUEUSE BUCCALE

## CHAPITRE PREMIER

### STOMATITES

#### Article Ier. — Stomatites aigues en général (1).

Étiologie. — Rarement primitives, les stomatites aiguës surviennent en général à titre de lésions secondaires dans le cours d'une affection locale ou générale, aussi les causes en sont-elles multiples; néanmoins les symptômes sont peu variables et nous permettent d'en donner une description générale assez constante.

Symptômes. — On peut envisager dans l'évolution d'une stomatite aiguë trois étapes ou *trois phases*. — Dans la *première, phase catarrhale* érythémateuse, on observe d'un seul côté, de préférence du côté où le malade se couche, au niveau des gencives ou de la face interne des joues, une zone de muqueuse rouge soit sous forme de pointillé, soit en plaques ne tardant pas à se tuméfier ou à devenir œdémateuse.

Dans une *deuxième phase* dite *exsudative*, l'épithélium proliférant au niveau des parties malades forme

(1) Comme les gingivites sont des stomatites partielles, localisées aux gencives, il n'y a pas lieu, dans ce *Manuel*, de faire un chapitre spécial pour les inflammations des gencives.

des plaques pultacées, peu adhérentes, recouvrant une surface excoriée ou saignante.

C'est alors que nous passons à la *troisième phase, phase d'ulcérations* assez limitées en général et très superficielles, accompagnées d'engorgement léger des ganglions sous et rétro-maxillaires.

Les troubles fonctionnels consistent en sensations de sécheresse, de brûlure avec diminution, perversion ou abolition du goût, hypersécrétion salivaire et fétidité de l'haleine. Les phénomènes généraux sont nuls ou peu marqués. Après une durée de quelques jours ou une semaine, la maladie se termine par guérison; les récidives sont fréquentes, mais on observe rarement des complications telles que les adéno-phlegmons sous et rétro-maxillaires. Tel est le tableau clinique de la stomatite aiguë.

Comme nous l'avons dit plus haut, elle reconnaît des causes multiples et variées. Il y a des stomatites de cause locale, brûlure des venins, abus du tabac, ingestion de liquides irritants, présence de corps étrangers, de chicots dentaires, accidents de la première et de la seconde dentition, accidents de la dent de sagesse. Il y a des stomatites de causes générales provoquées par une maladie infectieuse, telle que la fièvre typhoïde, la variole, la rougeole, la scarlatine, le scorbut, même la blennorrhagie (nouveau-nés dont la mère était atteinte de gonorrhée) ou par une maladie générale chronique (gingivite des diabétiques; stomatite urémique). Enfin il existe des stomatites toxiques dont le type est la stomatite mercurielle (1).

Dans tous les cas, la cause déterminante de la stomatite a été recherchée dans la malpropreté et

(1) Citons les gingivites dues au bismuth, au plomb, à l'arsenic, au phosphore, à l'argent, au cuivre, au bromure, à l'iodure, au cyanure de potassium.

le mauvais entretien de la bouche qui favoriseraient la pullulation des microbes pathogènes. Les microbes n'interviennent que secondairement pour provoquer l'ulcération ou l'exsudation sur un terrain préparé par une infection ou une intoxication antérieure.

PRONOSTIC. — Le pronostic de ces stomatites est favorable et le diagnostic facile.

TRAITEMENT. — Il se résume dans les soins antiseptiques de la bouche, et avant tout dans la suppression de la cause. On pourra traiter les ulcérations par des attouchements quotidiens avec la teinture d'iode ou l'acide chromique.

## ARTICLE II. — GINGIVO-STOMATITE TARTRIQUE (1).

**1° Le tartre.** — *C'est un amas de microorganismes de toutes sortes et de produits terreux.*

Les microbes que l'on peut rencontrer dans le tartre se divisent en deux classes bien différentes : les uns *non pathogènes* remplissent un rôle physiologique important, les autres *pathogènes* peuvent cependant rester inoffensifs en l'absence de conditions favorisant leur virulence.

MICROBES NON PATHOGÈNES. — Le *bacillus subtilis*, que l'on trouve dans toutes les matières en décomposition ; il est très résistant et supporte un milieu fort acide ou de température très élevée.

Le *bacterium termo*, agent principal de la putréfaction.

Le *bacillus amylobacter*, qui se rencontre dans les détritus alimentaires et qui est le principal agent de la fermentation butyrique.

Le *vibrio rugula*, qui joue un rôle important dans les fermentations putrides.

(1) Voir Chompret, thèse, Paris, 1895.

Le *leptothrix*, le plus grand microorganisme du tube digestif.

Des *spirilles* dont les propriétés pathogènes seraient très prononcées.

Le *bacille de la pomme de terre.*

Le *spirochetes denticola.*

Une série de microorganismes trouvés par Vignal et qu'il désigne par des lettres de l'alphabet; enfin quelques microbes *chromogènes* décrits par Miller.

Microbes pathogènes. — Presque tous les microbes de la pathologie humaine peuvent séjourner dans la bouche et, par conséquent, se montrer dans le tartre.

Certains d'entre eux ne se rencontrent qu'accidentellement, tels que les bacilles de Koch et ceux de Klebs, nous indiquerons plus particulièrement ceux qui se voient fort souvent :

Le *streptocoque pyogène*, qui, d'après Netter, se trouverait à l'état normal chez 1/20 des sujets et que Widal et Bezançon ont toujours rencontré.

Le *pneumocoque*, qui se trouve chez 20 0/0 des gens n'ayant pas eu de pneumonie.

Le *bacille encapsulé de Friedlander*, qui se rencontre 4.5 0/0 dans la bouche des sujets sains.

Les *staphylocoques*, qui se voient presque toujours.

Le *coli-bacille.*

**2° Comment agissent les microbes pour produire le tartre?** — On sait que certains microbes exercent une action chimique parfaitement définie vis-à-vis du milieu dans lequel ils se trouvent : c'est ainsi que certains fixent l'azote, d'autres oxydent l'ammoniaque et forment des azotates, des sulfates et mettent les éléments de ces corps en liberté; il en est qui dissolvent l'albumine cuite et d'autres qui la gonflent; certains agissent de même sur la fibrine, l'amidon, etc.; d'autres enfin, et ils sont nombreux, sont les agents actifs des fermentations de l'acide lactique, de l'acide butyrique, de l'acide acétique, de la mannite, de la dextrine, etc.

Connaissant tous ces faits, il est permis d'admettre que ce sont des *fermentations* de cet ordre, qui, mélangés à la salive, ont pour résultat de provoquer des dédoublements et de précipiter des sels terreux solubles à l'état normal et de former ainsi le tartre.

3° **Étude du tartre.** — *Aspect.* — Le tartre se présente sous deux formes : ordinairement, c'est un enduit d'aspect pierreux, une masse concrète plus ou moins épaisse, souvent jaunâtre, qui se dépose à la surface des dents ; on le trouve surtout au maxillaire inférieur et sur la partie antérieure ou externe des dents, loin des frottements de la langue.

Le tartre peut encore se présenter sous la forme d'un enduit visqueux, limoneux, entourant le collet des dents. Sous cet aspect, il peut passer inaperçu, mais il n'en produit pas moins les mêmes effets funestes, aussi doit-on s'attacher à le rechercher dans tous les cas de gingivites.

*Composition.* — Ainsi que nous l'avons vu plus haut, le tartre est avant tout formé par des microorganismes et les produits terreux qu'ils ont précipités (carbonates et phosphates) ; nous n'y reviendrons pas, mais il nous faut ajouter qu'on rencontre encore dans ce dépôt des *matières organiques* provenant des aliments, des *cellules épithéliales* versées là par la mue continuelle de la muqueuse, des *globules graisseux*, et enfin, des *leucocytes*.

4° **Le tartre varie-t-il avec les microbes?** — Il varie en *quantité* selon le *nombre* et la *qualité* des microorganismes; il est naturel que plus ces derniers seront répandus dans la bouche, plus ils pourront provoquer des actions chimiques capables de précipiter le tartre; sachant, d'autre part, que tous es microbes ne produisent pas les mêmes phénomènes biologiques, nous admettrons facilement que l'enduit qui recouvre les dents et les gencives sera d'autant plus important, qu'il se trouvera dans la cavité buccale plus d'agents de fermentation.

Le tartre varie en *qualité* selon la virulence des microbes.

Il peut varier en *coloration* selon la quantité de microbes chromogènes qu'il contient.

5° **Le tartre varie-t-il avec l'état de la salive?** — Nous savons que les milieux acides détruisent nombre de microbes ; il est donc naturel que le tartre soit moins commun lorsqu'il y a acidité de la salive et réciproquement que l'alcalinité de ce liquide contribue à la formation du dépôt calcaire ou visqueux dont nous nous occupons.

De plus, dans certaines affections, la salive peut contenir une proportion de certains sels beaucoup plus considérables qu'à l'état normal, et nous ne doutons pas que ces sels ne contribuent à augmenter la proportion du tartre: c'est ainsi que dans un cas de gingivite *urémique*, Borié trouva dans 850 grammes de salive *8 grammes 22 centigrammes* d'urée, alors que d'après les analyses de Robin, on n'en trouve que 0 gr. 60 par litre, et d'après celles de Bougaret, 0 gr. 09 seulement.

6° **Comment agit le tartre?** — Le tartre par lui-même agit de deux façons :

1° *Mécaniquement*, en s'insinuant peu à peu entre le bord libre de la gencive et la surface de la dent, décollant la muqueuse et formant un cul-de-sac dont la profondeur s'accroît plus ou moins lentement par la progression continue des parasites.

2° *Infectieusement*, en amenant l'inflammation de la muqueuse par le fait même des fermentations qui l'ont produit.

## Article III. — Stomatite mercurielle.

Causes. — Elle résulte de l'action exercée sur la muqueuse buccale et les glandes salivaires, par le mercure qui s'élimine par cette voie, quel qu'ait été d'ailleurs son mode d'introduction dans l'économie.

Certaines professions, les empoisonnements et le traitement mercuriels peuvent provoquer l'apparition de cette stomatite.

Parmi les professions; nous citerons l'état de mineur (Almaden et Idria), les doreurs et argenteurs au feu, étameurs de glaces et les chapeliers.

Les empoisonnements volontaires ou involontaires entrent pour un vingtième dans la proportion des suicides annuels (Tardieu).

Beaucoup plus fréquentes sont les stomatites d'origine thérapeutique; elles le sont cependant beaucoup moins qu'autrefois, où l'on croyait les doses élevées nécessaires pour être efficaces. « Le public d'aujourd'hui garde rancune au mercure en souvenir du passé » (Fournier). L'apparition de la stomatite serait plus rapide et plus généralisée à la suite d'une friction qu'à la suite de l'ingestion des sels de mercure. C'est à tort qu'on a attribué aux injections hypodermiques l'avantage de ne pas provoquer de stomatites. Certaines régions du corps, telles que la peau du scrotum, absorberaient plus rapidement le mercure. En réalité il faut tenir compte de l'idiosyncrasie individuelle (les femmes seraient plus sensibles que les hommes d'après Fournier) et surtout du mauvais état de la bouche et des dents. On n'observe de stomatite mercurielle ni chez les nouveau-nés, ni chez les vieillards édentés,

Symptômes. — Fournier décrit trois formes de stomatite mercurielle : une forme *légère*, une forme *moyenne* et une *forme grave*. La forme légère, qu'il appelle *stomatite d'alarme*, présente quatre types suivant la localisation de la lésion buccale. « La bouche est le thermomètre vivant de l'action du mercure » (Ricord) :

Dans un premier type, il existe d'un seul côté, du côté où le malade se couche, un déchaussement de la gencive en arrière de la deuxième grosse molaire inférieure.

Le deuxième type est constitué par la gingivite autour d'une dent cariée.

Le troisième type est caractérisé par une gingivite médiane inférieure siégeant à la sertissure des incisives médianes, accompagnée d'un état d'agacement gingival avec un goût métallique désagréable ; fétidité de l'haleine, les dents sont ébranlées et la pression fait sortir de leur racine une gouttelette de pus.

Le quatrième type est caractérisé par des lésions plus étendues, unilatérales, qui ne sont que la réduction de la forme moyenne que nous allons étudier.

La forme moyenne débute par une sensation de chaleur et de sécheresse dans la bouche, un état d'agacement gingival, avec goût métallique désagréable, l'haleine est fétide, l'angle de la mâchoire douloureux, la mastication impossible. Il semble en rapprochant la mâchoire que les dents tendent à s'allonger. Si l'on examine la bouche, les lésions sont surtout manifestes aux trois foyers d'élection signalés plus haut : deuxième grosse molaire, dents cariées, incisives médianes ; les gencives sont rouges, tuméfiées ; les dents, rapidement ébranlées, s'écartent les unes des autres, sont recouvertes d'un enduit sale plus ou moins abondant et laissent leur empreinte sur la langue tuméfiée, excoriée, blanche à sa partie supérieure. L'arrière-bouche est indemne de toute lésion ; en même temps, les parotides, les glandes sous-maxillaires, les ganglions sous et rétro-maxillaires sont légèrement tuméfiés, sensibles à la pression. De la bouche s'écoule une salive épaisse, visqueuse, contenant du mercure, car elle blanchit l'or, et qui est due, d'après Galippe, à l'élimination du métal par les glandes salivaires. Les malades présentent dans cette forme des phénomènes généraux assez accusés : ils sont pâles, anémiés, sans appétit, quelquefois on trouve de l'albumine et des cylindres dans les urines. Dans la forme grave, qui n'existe plus aujourd'hui, qu'on ne connaît plus que par les descriptions anciennes (stomatite historique de M. Fournier), on observe des phénomènes généraux adynamiques plus ou moins prononcés, une salivation précoce, abondante, accompagnée d'ulcérations gangreneuses, phagédéniques, une langue extrêmement sphacélée, ulcérée, pendante hors de la bouche, et fermant presque complètement l'orifice buccal.

Jusque dans ces derniers temps, la stomatite mercurielle était attribuée à l'élimination du mercure par les glandes salivaires, mais pour les uns la parotidite et la salivation étaient primordiales et la stomatite secondaire, pour d'autres au contraire (Fournier) la stomatite était primitive, la salivation secondaire.

Dans ces dernières années, M. Galippe a cherché à rattacher la stomatite mercurielle à une origine microbienne, l'élimination du mercure n'agirait qu'en préparant le terrain, en donnant de la virulence aux microbes pathogènes de la bouche, mais ces faits ne sont pas encore démontrés.

Diagnostic. — D'un diagnostic facile, la stomatite mercurielle est peu grave si le traitement est précoce et judicieux.

Traitement. — En tout cas il est avant tout préventif : il faut, quand on donne du mercure à un malade, lui faire traiter minutieusement sa bouche par un dentiste, et lui faire faire des lavages fréquents de la bouche soit avec du chlorate de potasse (5 p. 100), soit par le sublimé à 0,25 p. 1000. A la première alerte il faudra cesser le traitement et joindre aux lavages antiseptiques des collutoires boriqués.

## Article IV. — Stomatite aphteuse.

Les anciens englobaient sous ce nom toutes les affections de la bouche pouvant aboutir à l'ulcération. Aujourd'hui on décrit sous ce nom deux entités morbides distinctes, à étiologie absolument dissemblable.

La première, les *aphtes* proprement dits, est une affection exclusivement buccale que tout le monde connait, due à des causes banales.

La deuxième est une maladie infectieuse caractérisée par une éruption particulière pouvant se généraliser et qui est la manifestation chez l'homme d'une maladie connue, chez les animaux, sous le nom de *fièvre aphteuse*. Nous les étudierons séparément.

### § 1er. — *Aphtes.*

Causes. — Les aphtes reconnaissent les causes les plus banales et les plus diverses, tabac, ingestion d'aliments irritants, de salaisons, de noix, irritation par des dents cariées, éruption des dents, menstruation, grossesse; ils ne sont pas contagieux, ont une pathogénie complètement inconnue.

Symptômes. — Ils constituent une éruption localisée à la muqueuse buccale, habituellement discrète, rarement confluente, sans phénomènes généraux. Ce sont de petites vésicules arrondies, transparentes, devenant opaques, puis blanchâtres; elles s'affaissent ou crèvent en laissant une ulcération petite, régulièrement arrondie, à fond grisâtre recouvert d'un enduit pultacé et à périphérie entourée d'un petit cercle rougeâtre. Souvent unique, en général peu nombreuses, elles siègent de préférence sur le frein et sur les bords de la langue, parfois à la face interne des lèvres, surtout de la lèvre inférieure, plus rarement sur la face interne des joues et des gencives. Elles s'accompagnent de troubles fonctionnels légers, douleur au niveau des ulcérations, gêne de la mastication et de la déglutition, mais ces phénomènes sont passagers et en quatre ou cinq jours l'affection est guérie.

### § 2. — *Fièvre aphteuse.*

Causes. — Il existe à l'état épidémique chez les ovidés, les bovidés et le porc une maladie parasitaire inoculable, contagieuse, que l'on appelle, en France, *fièvre aphteuse* ou *cocotte*, et en Angleterre, *maladie de la bouche et du sabot*. Malgré de nombreuses recherches l'accord est loin d'être fait entre les bactériologistes sur son agent pathogène. Mais un fait certain, c'est que cette affection peut se transmettre des animaux à l'homme et que c'est l'ingestion du lait d'animaux malades, moins souvent le fromage et le beurre, qui sont les agents habituels de la contagion. On a signalé également un autre mode de contamination chez les valets et les filles de fermes occupés à traire les vaches présentant des ulcérations aphteuses sur les trayons. Chez eux la contagion se fait par les mains qui présentent des vésicules aphteuses et ils peuvent en portant leurs doigts à leur bouche communiquer une stomatite de même nature. En somme nous trouverons surtout la fièvre aphteuse chez les nourrissons, chez les adultes vivant exclusivement ou particulièrement de lait.

Symptômes. — L'affection débute par une période d'incubation d'une durée de huit à dix jours, caractérisée par des troubles généraux, malaises, frissons, des troubles fonctionnels, sécheresse et sensation douloureuse dans la bouche, salivation, diarrhée chez l'enfant. Bientôt apparaît une éruption caractéristique sur la face interne des lèvres, dans les sillons gingivo-labiaux supérieurs et inférieurs, à la pointe et sur les bords de la langue, à la voûte palatine, plus rarement sur les gencives, les amygdales et le pharynx. Elles se présentent sous forme de petites taches rouges disséminées, devenant papuleuses, et au centre de la papule apparait une vésicule transparente que la macule entoure d'une auréole rouge régulière; puis en quarante-huit heures, le liquide de la vésicule devient rouge et elle se rompt en laissant une ulcération arrondie, à bords rouges, indurée, taillée à pic, à fond tapissé d'un exsudat pultacé, à diamètre variant d'une tête d'épingle à une lentille, quelquefois confluente, se cicatrisant rapidement en deux ou trois semaines. Ces ulcérations sont très douloureuses, rendent la mastication impossible chez l'adulte, la succion chez les nourrissons, s'accompagnant de phénomènes généraux, fièvre, inappétence, diarrhée peu durable. Quelquefois, surtout chez l'enfant, on a vu apparaître des aphtes sur le tégument externe ; chez l'adulte, on peut voir apparaître aux mains ou aux doigts des vésicules aphteuses résultant d'inoculations directes (mères soignant des nourrissons atteints de stomatites aphteuses).

Pronostic. — Le pronostic est bénin, sauf chez l'enfant en raison de la gêne de la succion. Certaines formes dites cohérentes ou confluentes, caractérisées par des ulcérations occupant toute la cavité buccale, avec phénomènes généraux graves, peuvent se terminer par la mort.

Diagnostic. — Le diagnostic est facile; il faudra distinguer néanmoins les aphtes simples des aphtes infectieux, et pour cela il faudra se baser beaucoup plus sur les conditions étiologiques que sur les manifestations cliniques.

Traitement. — Pour éviter la maladie, il faut suspendre l'usage du lait cru, du beurre frais et du fromage, ou prendre le lait à d'autres origines, en tout cas le soumettre à l'ébullition. Une fois déclarés, les aphtes seront traités par des lavages antiseptiques et des gargarismes au salicylate de soude.

## Article V. — Stomatite ulcéro-membraneuse.

C'est une stomatite infectieuse, caractérisée au point de vue anatomique, du moins à sa période d'état, par des ulcérations de forme et d'étendues variables, développées surtout aux gencives et à la face interne des joues.

Elle a reçu les dénominations les plus diverses: *stomacace, chancre aquatique, scorbut buccal, stomatite couenneuse;* c'est dire combien peu il y a eu d'accord entre les auteurs au sujet de la nature de cette affection. Confondue d'abord par Bretonneau avec la diphtérie buccale, elle a été considérée, depuis les travaux de Rilliet et Barthez et surtout de Bergeron, comme une maladie infectieuse, contagieuse et inoculable, mais le microorganisme spécifique est encore à trouver. On a trouvé dans le magma des ulcérations, des spirilles, des coccus, des leptothrix, mais on ne saurait actuellement considérer aucun d'eux comme l'agent pathogène de la stomatite ulcéreuse. Peut-être plusieurs d'entre eux peuvent-ils intervenir. M. Galippe considère les stomatites aiguës vulgaires, de même que les stomatites toxiques en général et la stomatite mercurielle en particulier, comme des variétés ou des formes atténuées de la stomatite ulcéreuse de Bergeron. Il leur assigne pour cause commune des microorganismes pathogènes de la salive (staphylocoques, streptocoques, spirilles).

Causes.— Rare chez les adultes et dans la population civile, elle atteint surtout l'enfance (hôpitaux et asiles d'enfants), et les militaires (casernes, lycées). — Affection endémo-épidémique, elle est peut-être contagieuse [contamination par des cuillers, des verres à boire (expérience de E.-J. Bergeron sur lui-même)], en tout cas faiblement spécifique. Certaines conditions ont une influence indéniable sur son développement, l'encombrement, une hygiène buccale défectueuse, la misère physiologique et surtout les phénomènes congestifs dus à la première dentition, à l'éruption des grosses molaires et à celle de la dent de sagesse, à l'évolution dentaire en un mot, qui agirait, suivant Galippe, en préparant le terrain, mais aussi en exaltant la virulence des microbes de la bouche, leur permettant de créer les lésions de la stomatite ulcéreuse. C'est là une théorie séduisante et peut-être un peu hypothétique.

Symptômes. — L'affection débute d'une façon variable, rarement par des phénomènes généraux, courbature, céphalalgie, fièvre; le plus souvent par des phénomènes locaux (c'est le début banal d'une stomatite, par une douleur angulo-maxillaire dans les mouvements de déglutition). A l'examen on constate un peu de tuméfaction et de rougeur de la muqueuse. Bientôt apparaissent les ulcérations caractéristiques, d'un seul côté de la bouche d'abord, caractère important, et presque toujours à gauche, au niveau des dernières grosses molaires, puis par ordre de fréquence décroissante aux gencives, dans le repli gingivo-buccal, aux joues, aux lèvres, surtout à la lèvre supérieure, plus rarement à la langue, au voile du palais, aux amygdales. La forme des ulcérations varie avec leur siège; verticales aux gencives, elles sont ovalaires à la face interne des joues et aux lèvres. Leur évolution se fait de la manière suivante : Elle débute par une plaque saillante et érythémateuse pour les uns, par un vésico-pustule pour les autres; alors la plaque se ramollirait et se sphacélerait ou la vésicule se romprait. Dans les deux cas, il en résulterait une ulcération à bords irréguliers, festonnés, déchiquetés, œdematiés, dont le fond est constitué par une bouillie grisâtre ou jaunâtre peu adhérente, recouvrant une muqueuse granuleuse et saignante.

Autour de l'ulcération, dans une zone d'étendue variable, la muqueuse est tuméfiée, œdématiée. Du septième au quinzième jour environ, commence le travail de réparation, le fond de l'ulcération se déterge, laissant à sa place une surface rosée et bourgeonnante, la cicatrisation se fait. En même temps que les ulcérations on constate un état de ramollissement et de tuméfaction de la muqueuse gingivale qui devient saignante. Les ulcérations s'accompagnent de signes fonctionnels très marqués, parmi lesquels la fétidité de l'haleine est des plus frappants. C'est en effet dans la stomatite ulcéreuse que ce signe est le plus accentué.

La salivation, sans être aussi marquée que dans la stomatite mercurielle, est exagérée et détermine sur les joues un érythème persistant. Les douleurs sont très vives spontanément, surtout exagérées par les mouvements de mastication et de déglutition. L'engorgement des ganglions sous et rétro-maxillaires est en général léger, mais peut devenir, quoique fort rarement, l'origine d'un adéno-phlegmon. Chez l'enfant on note en outre de la fièvre, des phénomènes généraux, des troubles gastro-intestinaux et nerveux. Le diagnostic est généralement facile ; l'aspect, le siège unilatéral des ulcérations, la salivation, la fétidité de l'haleine ne permettent guère de douter. La diphtérie rarement limitée à la muqueuse buccale, envahit généralement le phaynx, tandis que la stomatite ulcéreuse ne dépasse pas les piliers postérieurs. La fausse membrane n'a pas l'aspect du détritus pulpeux qui recouvre l'ulcération de la stomatite.

Enfin, l'examen bactériologique permet de découvrir dans les fausses membranes, le bacille de Lœffler. Avec un peu d'attention, les plaques muqueuses syphilitiques et les ulcérations tuberculeuses ne doivent pas être confondues avec la stomatite ulcéro-membraneuse. Quant aux autres stomatites aiguës, on tend actuellement à les confondre avec la stomatite ulcéreuse et à ne plus admettre entre elles qu'une différence de degré. C'est dire qu'on les distinguera surtout par le diagnostic étiologique.

Bien soignée, la stomatite ulcéreuse dure de sept à huit jours. Dans le cas contraire, elle se prolonge pendant des semaines et des mois. Les dents s'ébranlent et tombent, le bord alvéolaire se nécrose; le malade s'anémie, se débilite et s'intoxique lui-même par la déglutition des détritus sphacélés et par l'absorption des toxines microbiennes au niveau des ulcérations.

Traitement. — La thérapeutique doit viser un double but : prévenir la stomatite par une hygiène buccale très soignée et l'isolement des malades, et guérir ceux-ci par des lavages antiseptiques et l'attouchement des ulcérations au nitrate d'argent ou la teinture d'iode. On prescrit presque toujours le chlorate de potasse sous forme de lotion à la dose de six grammes par jour ou sous forme de gargarismes répétés.

## Article VI. — Muguet.

Ancienne *stomatite crémeuse*, c'est une affection parasitaire siégeant à la bouche dans l'immense majorité des cas, et due à la présence d'un microorganisme inférieur, le *saccharomyces albicans*.

Symptômes. — Il débute par des modifications de la muqueuse buccale, qui prend une coloration rouge violacée, scarlatiniforme, d'abord à la pointe, puis généralisée, et un aspect langue de chat dû aux papilles saillantes de la muqueuse sèche et rugueuse; en même temps le malade éprouve une sensation pénible de chaleur et de sécheresse, la salive devient acide, et chez le nouveau-né la succion est gênée. La température reste normale, contrairement aux assertions de certains auteurs.

Après deux ou trois jours, apparaissent les plaques caractéristiques; elles siègent sur le dos, la pointe, les bords de la langue, sur les joues et sur les lèvres, la voûte palatine, la face inférieure de la langue, en dernier lieu le pharynx et les gencives. Le début se fait exceptionnellement par le pharynx (Duguet et Damaschino). Les caractères objectifs de ces plaques varient suivant leur abondance. Sont-elles discrètes, on observe un semis de points blancs analogues à des grains de semoule ; sont-elles confluentes elles forment une nappe plus ou moins étendue, d'une blancheur remarquable. Les caractères varient également avec le siège. Sur la langue nous avons un dépôt crémeux, d'abord conique et ombiliqué, puis étalé en un véritable tapis neigeux. Sur les lèvres, elles forment un enduit épais; sur les joues, le muguet occupe surtout l'espace inter-maxillaire, et offre un aspect caillebotté ; sur la voûte palatine, il est lisse et parfois circiné. La couleur des plaques, blanc éclatant au début, devient blanc sale, jaunâtre, puis gris noir. L'adhérence diminue parallèlement, elle varie suivant les régions ; très notable au voile du palais, elle est faible aux joues et aux lèvres. La muqueuse sous-jacente est rouge, saignante si on la frotte, mais non ulcérée. L'enduit enlevé reparaît tant que la muqueuse reste acide (Gubler). Les troubles fonctionnels varient avec l'âge. Chez le nouveau-né on observe de la gêne de la succion et de la déglutition, et des accidents dyspeptiques, diarrhées, vomissements, dépendant du syndrome athrepsique et non du muguet. Chez l'adulte, on trouve une sensation de sécheresse et de corps étranger tr»s désagréable.

Enfin chez les vieillards, surtout chez les urinaires, on observe une dysphagie buccale intense, surtout marquée pour les aliments ayant besoin d'être soumis à la mastication et à l'insalivation. Chez l'enfant, on observe deux formes : une légère, survenant chez les nourrissons robustes et coexistant avec les coliques, les vomissements et de la diarrhée éphémère, et une forme grave, accompagnant l'athrepsie avancée survenant chez des enfants cachectiques, œdématiés, au teint terreux, atteints de vomissements, de diarrhées incoercibles, de ballonnement du ventre, de rougeur diffuse des régions fessières et crurales ; dans ce cas, le muguet n'est qu'un épiphénomène et un stigmate de cachexie.

En définitive, nous observons le muguet à tous les âges ; chez les nouveau-nés athrepsiques, chez les adultes atteints d'affections cachectisantes ou de maladies infectieuses graves (tumeurs malignes, diabète, tuberculose, pneumonie, fièvre typhoïde, état puerpéral) ; enfin chez les vieux urinaires prostatiques et rétrécis. Mais le muguet peut passer inaperçu, car il ne donne pas toujours lieu à des troubles fonctionnels ; avec un peu d'attention, on évitera de prendre pour du muguet les grumeaux de lait qu'on trouve chez les jeunes enfants à la base de la langue, qui s'enlèvent avec la plus grande facilité sans se reproduire ; avec ces amas épithéliaux qui tapissent souvent les lèvres et les gencives des fébricitants, toujours fragiles, sans adhérence aucune avec la muqueuse ; avec la stomatite aphteuse, qui est consécutive à une éruption vésiculeuse et dont les ulcérations sont recouvertes d'une mince pellicule pseudo-membraneuse. C'est avec la stomatite diphtéritique, qui s'étale en nappe continue sur toute la muqueuse bucco-pharyngée, que le muguet offre les plus grandes analogies. C'est dire combien est importante l'étude anatomo-pathologique du muguet, qui tranchera le différent dans les cas embarrassants. Quand on examine au microscope une parcelle de muguet prise à la surface de la langue, elle apparaît constituée par un réseau de filaments formés eux-mêmes d'une série de cellules allongées, disposées bout à bout, et les mailles du réseau sont remplies par des éléments arrondis. Mais les anciens auteurs prenaient les filaments pour un mycélium, les éléments arrondis pour des spores. Les recherches modernes (Audry, 1887) ont établi que le muguet est une levure, et une levure polymorphe, affectant tantôt une forme arrondie s'il se trouve dans des conditions favorables à son développement et quand il est cultivé à la surface des milieux solides où l'oxygène est en quantité suffisante, tantôt, au contraire, une forme filamenteuse quand sa végétation est entravée, par exemple dans les cultures sur milieux liquides. Il existe d'ailleurs tous les intermédiaires entre les formes arrondies ou formes levures et les formes allongées ou formes filamenteuses.

Quant à la place qu'il faut assigner à l'organisme du muguet dans la classification botanique, elle n'est pas encore déterminée: ce n'est pas un oïdium; ce n'est pas non plus une levure vraie ou saccharomyces, car il ne se reproduit pas ascospores et n'a qu'un pouvoir fermentatif peu énergique. Peut-être faut-il le rattacher, avec Plante, au genre *Monilia*.

Causes. — Roux et Linossier (1890) ont bien étudié ses conditions d'apparition. Les conditions prédisposantes sont le lait, à moins qu'il ne subisse pendant la stase intrabuccale une fermentation préalable, et l'absence de salive, d'où la fréquence du mu guet chez les enfants de deux mois qui n'ont pas encore de sécrétion salivaire et chez les typhiques, les cachectiques qui ont la langue sèche.

Les conditions occasionnelles sont la contamination par le biberon, par le sein des nourrices (épidémie hospitalière), par l'air des salles de malades où le champignon existe en suspension, et la nature de l'épithélium.

C'est l'épithélium pavimenteux qui est le siège de prédilection du muguet. On le trouve sur la langue, sur le pharynx, sur l'œsophage, dans l'estomac, quelquefois le cæcum, et même le larynx et le poumon, sur la vulve, le prépuce et le gland. Il peut, dans certains cas, forcer la barrière épithéliale, s'enfoncer dans le derme, pénétrer les vaisseaux et donner une infection générale. En général, il ne dissocie que les couches les plus superficielles de l'épithélium, mais quelquefois il détruit la surface du derme en envoyant dans sa profondeur des filaments enchevêtrés avec ses filaments dans un lacis inextricable. Mais le parasite pousse aussi bien sur les milieux neutres, ou légèrement alcalins, que sur les milieux acides, ce qui diminue l'importance du rôle attribué par Gubler à l'acidité buccale.

PRONOSTIC. — Chez les nourrissons vigoureux, le muguet n'est pas grave. Chez les nouveau-nés athrepsiques et les vieux cachetiques, il est presque toujours l'indice d'une mort prochaine.

TRAITEMENT. — On préviendra son apparition par des soins de propreté concernant le biberon, le sein de la nourrice et la bouche de l'enfant. On le guérira par des lavages de la bouche avec des alcalins, soit l'eau de Vichy, soit le borate de soude dont l'addition aux cultures empêche la végétation du parasite, soit même la liqueur de Van Swieten.

## ARTICLE VII. — GANGRÈNE DE LA BOUCHE OU NOMA.

On désigne sous ce nom une affection de la bouche autrefois fréquente, surtout dans les hôpitaux d'enfants, avec les mauvaises conditions hygiéniques et la saleté; aujourd'hui presque complètement inconnue depuis l'antisepsie. Elle survenait toujours dans le cours d'une maladie infectieuse, surtout de la rougeole, plus rarement de la variole, de la scarlatine, de la fièvre typhoïde, de la coqueluche, du scorbut.

SYMPTÔMES. — Bazin distinguait dans son évolution trois périodes successives: une période de début accompagnée ou non de prodromes (abattements, accès fébriles), une période de mortification et une période d'élimination ou de réparation.

*Au début*, on observe soit à la face interne des joues, soit sur la gencive, soit dans le repli gingivo-buccal, exceptionnellement dans l'épaisseur de la paroi ou sur la peau, une tache violacée, à la surface de laquelle se développe une phlyctène qui laisse à sa place une ulcération bordée d'un liséré saillant et humide, couverte d'un putrilage grisâtre. Le tout s'accompagne d'un empâtement mollasse de la joue, de salivation abondante, de fétidité de l'haleine et de phénomènes généraux.

La *deuxième période* s'annonce par l'apparition dans le tissu cellulo-adipeux de la joue, aussi vers le sixième jour, d'un noyau d'engorgement dur et profond. Les ulcérations de la muqueuse deviennent gangreneuses, confluent entre elles, et toute la face interne de la joue constitue une vaste plaie attaquant les gencives, les lèvres, les alvéoles, les maxillaires; les dents se déchaussent et tombent. Du côté de la peau de la joue qui est luisante et rougeâtre, il se fait une eschare d'abord petite et limitée, bientôt étendue et irrégulière. A ce moment les phénomènes généraux, qui étaient généralement peu intenses, s'accentuent, la soif est vive, le ventre ballonné, l'haleine est horriblement gangreneuse, il survient une diarrhée fétide et la mort survient fatalement.

Dans les cas favorables, et ils sont rares, l'eschare s'isole, ses bords se détergent et se cicatrisent, la guérison se fait avec des désordres plus ou moins graves, les dents sont perdues, il reste parfois des fistules et l'enfant est défiguré pour toujours.

On ne peut guère confondre une pareille affection. Au début cependant, alors qu'il n'y a qu'une ulcération, il ne faut pas prendre le nôma pour une stomatite ulcéro-membraneuse, affection dans laquelle la gangrène ne survient que dans une période avancée, ni avec la pustule maligne, qui débute toujours par la peau, alors que le noma commence par la muqueuse ou dans l'épaisseur de la paroi. Du reste le microscope ferait découvrir la présence au niveau de la vésicule initiale de bactéries charbonneuses.

Traitement. — On traitera le noma par des cautérisations du foyer au thermocautère, répétées toutes les deux ou trois heures, par des lavages antiseptiques de la bouche, par l'administration de toniques et d'alcool, pour soutenir l'état général.

# CHAPITRE II

## SYPHILIS BUCCALE

On observe dans la cavité buccale des *chancres*, des *accidents secondaires*, et des *lésions tertiaires*. De plus, la *syphilis héréditaire* se traduit à la bouche, en dehors des malformations dentaires, par des lésions secondaires ou tertiaires analogues à celles de la syphilis acquise. Rappelons que *la salive d'un syphilitique indemne de lésions buccales n'est pas contagieuse par elle-même, mais le devient par le mélange avec des sécrétions pathologiques.*

**Chancres de la bouche.** — Les chancres de la bouche constituent plus de la moitié des chancres extra-génitaux (58 p. 100). Très généralement unique, le chancre atteint deux fois plus souvent les hommes que les femmes; il n'épargne pas les enfants.

Étiologie. — Il résulte d'une contagion directe, vénérienne ou non vénérienne (baisers indifférents, enfant allaité par une nourrice atteinte de syphilide du mamelon). La contagion peut être indirecte (gobelets de fontaine Wallace, pipes). Elle peut être également professionnelle (verriers, médecins, dentistes).

Symptômes. — Le chancre est, à la bouche comme ailleurs, une érosion ronde ou ovalaire, grande comme une pièce de cinquante centimes, sans bords, de couleur rouge ou grise, reposant sur une base indurée. Il s'accompagne d'un engorgement ganglionnaire variable suivant le siège de l'accident initial, sous-mentonnier pour la lèvre inférieure, sous-maxillaire pour la lèvre supérieure et la langue, également sous-maxillaire et rétro-maxillaire pour les gencives, le palais et l'asthme du gosier. Les ganglions sont durs, peu mobiles, souvent multiples, indolents et persistant très longtemps, fait important pour le diagnostic rétrospectif. Le chancre buccal dure quatre à huit semaines. Il disparaît sans cicatrices, même s'il n'a pas été traité. Il se transforme en plaques muqueuses *in situ*. Suivant son siège, il présente quelques caractères spéciaux.

Aux lèvres ou à la commissure, il est croûteux sur la surface cutanée et a l'apparence d'une érosion plane sur la surface muqueuse. Sur la langue, il siège à la pointe chez l'homme, un peu partout chez la femme. Sur le dos de la langue, il est rond et ovalaire; sur les bords, il a la forme d'une crevasse, toujours diphtéroïde. Le contact des aliments et des boissons ne provoque pas de douleur à son niveau, mais il peut s'enflammer et prendre le caractère phagédénique. Sur l'amygdale, il affecte la forme d'une ulcération profonde, anfractueuse, à fond jaunâtre, à bords taillés à pic, entouré d'un liséré rouge; d'autres fois c'est une érosion ovale, plane et unie, dont les bords sont un peu relevés, de couleur rouge vif. Exceptionnellement il débute par une plaque sphacélique bien limitée, laissant après sa chute une surface granuleuse analogue à celle d'une plaie. Mais un même chancre peut prendre successivement toutes les apparences. Il est caractérisé par une induration très marquée du tissu sous-jacent et par une adénopathie profonde angulo-maxillaire. Les signes fonctionnels sont ceux d'une angine quelconque. Sur les gencives, le palais, le voile du palais, les joues, le chancre est rare.

Diagnostic. — Le diagnostic du chancre est quelquefois délicat. Aux lèvres, il faut éviter de le confondre avec des gerçures, avec l'herpès, avec les brûlures des fumeurs, avec les cancroïdes. A la langue, il faut songer surtout à l'ulcération dentaire causée par le frottement de la muqueuse sur une dent déviée ou cariée, qui s'accompagne souvent d'induration comme le chancre, mais guérit rapidement après la disparition de la cause. Quant au chancre amygdalien, il peut être confondu avec l'amygdalite phlegmoneuse, avec l'angine diphtéritique, avec l'épithélioma, avec l'ulcère tuberculeux, enfin avec la gomme ulcérée. Les angines sont en général bilatérales, s'accompagnent de phénomènes généraux; dans la diphtérie, l'exsudat est fibrineux et cohérent; l'épithélioma apparaît plus lentement à un âge avancé, il saigne facilement et est peu douloureux; l'ulcère tuberculeux, assez rare, très douloureux, ne s'accompagne pas ordinairement d'adénopathie. L'absence d'induration, d'engorgement ganglionnaire, et les commémoratifs feront reconnaître l'ulcère gommeux.

**Plaques muqueuses.** — Elles constituent un accident secondaire des plus fréquents, si bien qu'on peut dire que bien rares sont les syphilitiques qui n'ont pas à un moment donné de plaques dans la bouche. C'est dans les deux ou trois premières années de la maladie qu'on les voit apparaître, de préférence chez les alcooliques, les fumeurs et les malades dont la bouche et les dents sont en mauvais état. Elles atteignent toutes les régions de la bouche, surtout trois points : la région amygdalienne, la langue et les lèvres; elles affectent quatre types : le *type ulcéreux*, le *type papulo-hypertrophique*, le *type papulo-érosif* et le *type érosif*, ce dernier dix-neuf fois plus fréquent que les autres.

Symptômes. — Les plaques muqueuses buccales présentent des caractères communs. Elles constituent des érosions tout à fait superficielles, de la dimension d'une lentille, de forme ronde ou allongée, de couleur opaline ou blanc de porcelaine, à surface humide, lisse, saillante ou déprimée suivant les cas. Suivant le siège elles présentent quelques variétés.

Au voile du palais, elles ont une tendance à se placer en bordure et s'accompagnent d'une rougeur diffuse de tout l'isthme du gosier.

Au bord de la langue, elles s'ulcèrent facilement; sur le dos, elles s'ulcèrent, se fendillent, forment des crevasses.

Outre ces formes humides, on observe encore sur la langue une autre variété de syphilides sèches, c'est-à-dire non érosives, au niveau desquelles la muqueuse est plus rose et plus lisse qu'au pourtour, les papilles étant à ce niveau comme « fauchées en prairie ».

Toutes ces syphilides sont plus gênantes que douloureuses, celles de l'arrière-gorge rendent quelquefois la déglutition fort pénible. Comme elles n'ont aucun caractère objectif pathognomonique, leur diagnostic sera parfois délicat. On les confondra facilement avec des piqûres, des brûlures, des morsures, si fréquentes aux lèvres et à la langue ; avec ces fissures des commissures labiales si fréquentes chez les enfants et dont on a décrit une variété sous le nom de perliche ; avec les aphtes, très douloureux, très ronds, à fond jaune, entouré d'un liséré rouge ; avec la stomatite mercurielle au début ; enfin, avec certaines éruptions cutanées telles que le lichen plan, dont les lésions buccales ressemblent tellement aux plaques muqueuses que les syphiligraphes les plus compétents sont incapables de les distinguer.

Les accidents tertiaires apparaissent à tous les âges de la syphilis, plus fréquemment de la cinquième à la treizième année ; ils sont caractérisés anatomiquement par une hyperplasie, une infiltration cellulaire qui évoluent suivant deux processus assez souvent combinés : ou bien elles s'organisent (sclérose), ou bien elles se mortifient et s'éliminent (gomme). Aux lèvres, on observe tantôt une gomme plus fréquente à la lèvre supérieure, d'abord dure, puis ramollie et ouverte à la surface cutanée. Dans d'autres cas, au lieu d'avoir une néoplasie aussi circonscrite, on observe un syphilome diffus débutant dans la lèvre inférieure par une plaque dure, irrégulière, envahissant peu à peu les tissus voisins (labialité tertiaire). Si l'affection se propage à la muqueuse des joues, des gencives, du palais et de la langue, on a ce que l'on appelle le *syphilome en nappe des lèvres et de la muqueuse buccale.*

A la langue, on observe également deux formes : une forme scléreuse et une forme gommeuse, quelquefois combinées. Mais la langue atteinte de glossite scléreuse a un aspect presque pathognonomique ; elle est dite *parquetée*, très tuméfiée, d'une induration presque ligneuse ; elle est creusée à sa surface de sillons longitudinaux et transversaux, anastomosés, laissant entre eux des îlots, dont la muqueuse est lisse et blanchâtre. La parole, la mastication et la déglutition sont très gênées. Cette glossite, plus grave que la suivante, a un début insidieux, une évolution progressive et est absolument incurable.

**Gommes de la langue.** — Symptômes. — Elles siègent surtout à la base, à sa surface ou dans son épaisseur. elles ont le volume d'un haricot à celui d'une noix. Elles se résorbent rarement, en général elles s'ulcèrent en laissant après elles des ulcérations profondes, rameuses, parfois encombrées de fongosités, et offrant quelque analogie avec le cancroïde. Après un temps variable, l'ulcération finit par se cicatriser. Gênant peu jusqu'au moment de l'ulcération, la gomme devient alors douloureuse sous l'influence des irritants et gène la mastication, la déglutition et la phonation. Au voile du palais et à la voûte palatine, on voit des gommes se développer lentement, sans douleur, au-dessous de la muqueuse, formées d'une tumeur qui se ramollit et forme une ulcération profonde à fond gris, à bords taillés à pic, amenant une perforation à l'emporte-pièce qui fait communiquer les fosses nasales et la bouche, et qui est absolument incurable par les moyens médicamenteux.

Diagnostic. — Le diagnostic de ces différentes lésions tertiaires repose soit sur les commémoratifs, soit sur leur aspect objectif et les différentes manifestations syphilitiques qui coïncident avec elles.

Traitement. — Il faudra traiter tous les différents accidents aussitôt que leur nature sera connue, traiter le chancre et les accidents secondaires par les mercuriaux, auxquels on joindra une hygiène buccale spéciale (abstention de tabac, d'alcool, nettoyage des dents). Aux accidents tertiaires, on opposera le traitement par l'iodure de potassium, auquel on adjoindra, suivant les cas, les préparations mercurielles.

# CHAPITRE III

## TUBERCULOSE BUCCALE

Les lésions tuberculeuses de la bouche ont été longtemps prises pour des manifestations syphilitiques. C'est Trélat qui reconnut leur véritable nature et posa les bases de leur diagnostic. La tuberculose atteint la bouche sous l'une des formes suivantes : *ulcération tuberculeuse proprement dite, lupus, abcès froid.*

**Ulcérations tuberculeuses buccales.** — Elles frappent par ordre de fréquence la langue, les lèvres, les gencives, les joues et la voûte palatine.

Symptômes. — L'ulcération linguale, unique presque toujours, occupant surtout les bords et la pointe, présente une forme irrégulière avec des bords saillants, boursouflés, d'un rouge vif, ni décollés, ni taillés à pic, avec un fond pâle, presque toujours mamelonné et anfractueux, recouvert de détritus caséeux. Tout autour on trouve un véritable semis de points jaunâtres, de la grosseur d'une tête d'épingle, légèrement saillants, dont la valeur diagnostique a bien été mise en relief par Trélat. Ce sont de petites granulations tuberculeuses.

Aux lèvres et aux joues, l'ulcération a les mêmes caractères généraux qu'à la langue, et ses bords, au lieu d'être saillants et bourgeonnants, se confondent avec la muqueuse environnante. Sur les gencives, les ulcères peuvent provoquer la chute des dents et la nécrose du bord alvéolaire. A la voûte palatine, les lésions occupent indifféremment la ligne médiane et les parties latérales. En général, ces ulcérations s'accompagnent d'engorgement ganglionnaire subissant une évolution parallèle. Elles se caractérisent en clinique par des signes fonctionnels peu marqués, du moins aux lèvres et à la voûte palatine. A la langue, elles sont très douloureuses, gênent la parole et la mastication, et s'accompagnent de salivation et de fétidité de l'haleine. Elles ont une marche envahissante, s'étendant plus volontiers en surface qu'en profondeur, très rebelles à la guérison. Lorsqu'on pratique une coupe au travers d'un ulcère tuberculeux de la langue, on trouve les bords et le fond constitués uniquement par du tissu embryonnaire. Au-dessous de cette couche superficielle et autour de l'ulcère, on trouve des granulations tuberculeuses typiques dans le tissu conjonctif sous-muqueux et intramusculaire. Sur la coupe on trouve également des bacilles en quantité plus considérable, soit au milieu des follicules tuberculeux, soit dans leur intervalle. Ils sont plus rares dans le produit de raclage de l'ulcération. Ces ulcérations peuvent être confondues avec l'ulcère simple de la langue, celui-ci est presque toujours d'origine dentaire et se trouve situé en face de la langue. Rappelons que chez un phtisique, l'ulcère dentaire peut se transformer en ulcère tuberculeux.

Les ulcérations cancéreuses ont des caractères bien nets, elles reposent sur une tumeur, ont une surface fongueuse, saignante, et sont accompagnées d'une adénopathie très dure et douloureuse. La confusion est facile entre les ulcères tuberculeux et syphilitiques, non pas tant avec le chancre induré, si bien caractérisé par sa forme arrondie, son fond plat et de niveau avec les bords, sa base indurée, son adénite précoce, sa cicatrisation spontanée en trois ou quatre semaines; non pas tant avec les plaques muqueuses ulcérées, à teinte opaline, à fond lisse entouré d'un liséré carminé, qu'avec les ulcérations tertiaires gommeuses. Voici leurs caractères différentiels : Les ulcères gommeux ont un contour nettement arrondi, les bords taillés à pic, un fond bourbillonneux et excavé, sont très profonds et entourés d'une vive rougeur; les ulcères tuberculeux y sont entourés de points jaunes, d'une adénopathie et de douleurs qui font défaut dans l'évolution des gommes. En tout cas, il faudra toujours faire l'examen complet du malade et rechercher la coexistence d'autres accidents syphilitiques ou tuberculeux pour parfaire son diagnostic. Il faut également faire l'épreuve du traitement syphilitique et rechercher les bacilles dans les produits de raclage. Les ulcérations tuberbuleuses, qu'on trouve surtout à l'âge moyen de la vie, peuvent se rencontrer chez des tuberculeux avérés, pulmonaires ou laryngés, ou chez des individus atteints d'une tuberculose locale (adénite tuberculeuse, testicule tuberculeux). On peut les voir également survenir chez un individu indemne de toute tare tuberculeuse. Dans le premier cas, elles résultent probablement d'une auto-infection par les crachats, qui produisent une inoculation au niveau de la langue chez les cachectiques. Dans le second cas, on peut admettre que les bacilles sont apportés du dehors par les aliments ou un instrument vulnérant, ou arrivent par la voie sanguine.

**Lupus.** — Le lupus, presque inconnu à la langue, peut siéger en une région quelconque de la bouche. Il accompagne en général un lupus de la face qui s'est propagé par la voie nasale ou par la voie buccale. Quelquefois cependant, il constitue un foyer primitif. C'est une tuberculose locale survenant chez les jeunes sujets de cinq à vingt ans, plutôt du sexe féminin.

Symptômes. — Au début il se traduit par une simple coloration violacée de la muqueuse, qui devient bientôt mamelonnée, recouverte de petites éminences miliaires, conglomérées, lui donnant un aspect granuleux, framboisé, mûriforme; ultérieurement il s'ulcère et à sa surface se forment des plaques rouge vif, sans contour défini, à fond granuleux, à bords mous et peu saillants. L'affection est essentiellement indolente, sans adénopathie. Il ne donne qu'un peu de gène de la mastication et de la déglutition.

La marche est lente, il s'étend au voile du palais et au pharynx. D'une guérison difficile, il récidive fréquemment.

DIAGNOSTIC. — En somme il sera facile de distinguer les ulcères lupiques, des ulcères tuberculeux, car ils ne sont ni déchiquetés, ni taillés à pic, ni entourés d'un semis de points jaunâtres et complètement indolores. Seul le syphilome en nappe peut simuler le lupus, mais il attaque surtout la langue, que le lupus ne touche jamais, et de plus il faut se rappeler que ce dernier coïncide toujours avec un lupus des téguments.

Les abcès froids ne s'observent qu'à la langue ou siègent à la partie moyenne de l'organe, ils débutent insidieusement et se traduisent en clinique par les signes d'une tumeur du volume d'une noisette ou d'une noix, gênant la parole ou la mastication, simulant une gomme dont la marche est plus longue, l'ouverture plus tardive, ou un kyste hydatique qu'on différenciera par la ponction exploratrice, qui donne issue à un liquide clair comme de l'eau de roche. D'abord dure, la tumeur se ramollit, devient fluctuante et s'ouvre à l'extérieur en donnant issue à du pus et en laissant à sa suite une fistule.

PRONOSTIC. — Au point de vue du pronostic, le lupus est la forme la moins grave; il guérit dans les trois quarts des cas avec perte de substance et déformation. L'abcès froid guérit également s'il est bien traité. Quant aux ulcérations, elles se cicatrisent rarement; de plus, elles sont presque toujours précédées ou suivies de développement de tubercules dans d'autres organes.

TRAITEMENT. — En outre du traitement général, il faut instituer un traitement local; si les poumons sont indemnes et l'état général bon, on peut extirper l'ulcère, l'abcès ou la fistule et réussir; sinon, pratiquer des badigeonnages iodés, associés à l'usage de la cocaïne au 1/10, qui constitue un excellent remède contre les douleurs. Le lupus se traitera, comme celui des téguments, par l'ignipuncture.

## SECTION II. — MALADIES DES LÈVRES

## CHAPITRE PREMIER

### LÉSIONS TRAUMATIQUES DES LÈVRES

**Contusions.** — On observe aux lèvres des contusions qui se traduisent par une ecchymose siégeant plutôt du côté de la muqueuse que du côté de la peau, en raison de la différence de densité des tissus.

**Plaies par instrument tranchant.** — Elles présentent deux particularités : 1° leur tendance à l'écartement quand elles sont complètes et perpendiculaires à l'orbiculaire ; 2° l'hémorrhagie fréquente dans les plaies intéressant toute l'épaisseur de la lèvre, par suite de la section de l'artère coronaire labiale.

Traitement. — On évitera ces deux inconvénients par la suture, qui évitera la formation d'une encoche plus ou moins disgracieuse, et qui doit être faite de manière à comprendre les artères coronaires dans l'anse du fil. Du reste cette suture est toujours indiquée, même dans les plaies contuses (morsures d'hommes ou de chiens), pour éviter, s'il y a perte de substance, la production d'un bec-de-lièvre accidentel, fatal si on laisse les bords se cicatriser isolément.

**Brûlures.** — Produites par les acides du commerce (nitrique, chlorhydrique, sulfurique), elles siègent soit à la face cutanée (agression criminelle), soit à la face muqueuse (tentative de suicide); elles peuvent produire une atrésie buccale ultérieure.

**Froidures.** — Elles sont représentées par la vulgaire *gerçure des lèvres*, qui atteint de préférence les sujets jeunes et lymphatiques, et siègent d'ordinaire sur la ligne médiane de la lèvre inférieure, à son bord libre, plus rarement aux commissures. C'est une ulcération linéaire, recouverte d'une croûte donnant lieu à un suintement sanguin quand elle se trouve arrachée par les mouvements des lèvres ou les ongles du malade.

# CHAPITRE II

## LÉSIONS INFLAMMATOIRES ET ULCÉREUSES DES LÈVRES

**Abcès proprement dits des lèvres.** — Ils sont assez rares.

**Furoncles et anthrax.** — On les observe fréquemment surtout à la lèvre supérieure, grâce au grand nombre de follicules pileux et de glandes sébacées qui s'y trouvent.

**Pustule maligne.** — On peut rapprocher de ces deux affections la pustule maligne, qui se rencontre aux lèvres comme d'ailleurs sur toutes les parties découvertes du corps.

Ces diverses affections, très douloureuses, empruntent leurs différents caractères de gravité à ce qu'elles peuvent déterminer une phlébite de la veine faciale, qui se propage à la veine ophtalmique, au sinus caverneux, d'où résultent des complications méningo-encéphaliques.

**Lésions inflammatoires et dermatoses.** — On observe encore à la lèvre des lésions inflammatoires aiguës, superficielles, et des dermatoses, telles que l'herpès, l'impétigo.

De même on y trouve des lésions subaiguës ou chroniques de l'eczéma.

**Tuméfaction chronique des lèvres.** — On peut rattacher à ces ulcérations chroniques, la production de la tuméfaction chronique des lèvres occupant surtout la lèvre supérieure et qui est un des attributs du tempérament scrofuleux, surplombant la lèvre inférieure et donnant à la bouche l'aspect d'un groin.

Elle est caractérisée anatomiquement par une infiltration œdémateuse du tissu sous-muqueux.

**Ulcérations des lèvres.** — On rencontre très souvent sur les lèvres des ulcérations de diverse nature, soit tuberculeuse, soit cancéreuse, soit syphilitique. Nous avons étudié ces différentes lésions dans un précédent chapitre (p. 148 et 153).

## CHAPITRE III

### TUMEURS DES LÈVRES

**Kystes.** — On observe aux lèvres plusieurs variétés de tumeurs, telles que les kystes, qui à la peau sont de nature sébacée et qui du côté de la muqueuse sont développés aux dépens des glandules labiales.

**Angiomes.** — On y observe également des angiomes.

**Macrocheilie.** — C'est une forme spéciale d'hypertrophie congénitale des lèvres, qu'il ne faut pas confondre avec la grosse lèvre des scrofuleux, lésion inflammatoire, alors que la première est une tumeur vasculaire, un lymphangiome.

**Épithélioma ou cancroïde des lèvres.** — C'est la plus fréquente des tumeurs des lèvres.

L'épithélioma ou cancroïde des lèvres, appelé encore *cancer des fumeurs*, est une des affections les plus communes, les plus graves, et qui atteint à peu près exclusivement le sexe masculin.

Causes. — On en a cherché l'explication dans l'usage du tabac (cigares ou pipes dites *brûle-gueule*), mais les Bretonnes fument la pipe et elles ne sont pas pour cela atteintes du cancroïde des lèvres. La vérité est qu'une irritation prolongée locale (tabac, gerçures, dents cariées, affections syphilitiques, leucoplasie buccale) peut déterminer l'apparition d'un épithélioma de la lèvre, mais sur un sujet atteint d'une prédisposition encore inconnue, parfois héréditaire.

Symptômes. — Cette affection siège presque toujours sur la lèvre inférieure, fréquemment à gauche, entre la commissure et la ligne médiane : le cancroïde est une maladie de l'âge mûr et de la vieillesse (rare avant trente ans), ce qui constitue même un élément de diagnostic. Les nègres de l'Afrique en sont indemnes, et en France il serait plus fréquent dans les départements du centre. Il y aurait donc là une influence de race, doublée également d'une influence de tempérament, car aujourd'hui c'est un fait généralement admis que le cancer survient fréquemment arthritique.

Il débute sur le bord libre de la lèvre et constitue d'abord un petit bouton, comme disent les malades, de nature variable. C'est tantôt une hypertrophie papillaire, tantôt une petite verrue, tantôt une gerçure à bords durs et à fond croûteux, tantôt enfin une plaque de leucoplasie buccale. Bientôt ce bouton s'ulcère, et les sécrétions de l'ulcère en se desséchant à l'air forment croûte. La croûte se détache ou bien est enlevée et à sa place on trouve une surface d'un rouge vif, granuleuse et saignante. Cette ulcération à base indurée s'étend à la fois en profondeur et en largeur, elle se creuse en détruisant les tissus (*épithélioma rongeant*), ou plus souvent se couvre de végétations fongueuses (*épithé-*

*lioma végétant*). Mais bientôt le cancroïde envahit toute la lèvre, des fragments sphacélés se détachent de la tumeur, les incisives sont découvertes, ainsi que le rebord alvéolaire. Le périoste du maxillaire inférieur se prend à son tour, fait corps avec le tissu morbide, et l'histologie nous enseigne qu'à cette période l'os lui-même est pénétré par des traînées de tissu épithélial. Alors la parole, la mastication, sont gênées, puis douloureuses, les douleurs deviennent vives, atroces surtout quand le néoplasme s'insinue autour du nerf dentaire inférieur. La salive, qui n'est plus retenue, s'écoule incessamment par la bouche, entraînant avec elle du pus sanieux sécrété par l'ulcération, ce qui cause un tourment continuel, d'autant plus que la sécrétion salivaire est plus active qu'à l'état normal.

Au début de l'affection, les ganglions sous-maxillaires sont intacts, ils ne tardent pas à être atteints du quatrième au cinquième mois, et c'est à constater leurs lésions que doit s'attacher le chirurgien lorsqu'ils sont encore petits. A cet effet, le cou étant fléchi, on palpe d'une main sous la mâchoire, tandis que de l'autre on tâte le plancher buccal. On peut ainsi apprécier les ganglions d'un très petit volume.

Plus tard cette exploration minutieuse devient inutile, car les ganglions forment sous la mâchoire une tumeur dure, immobile, appréciable même à la vue.

Tandis que les phénomènes locaux se déroulent ainsi et même quand ils sont déjà assez avancés, l'état général reste bon et le malade conserve les apparences de la santé. Cependant après de longs mois, il finit par maigrir, pâlir et succombe avec tous les signes de la cachexie, rarement par hémorrhagie.

La durée du cancer est de trois ans et demi, en

moyenne, si on n'intervient pas; si on intervient, 36 p. 100 des sujets opérés vivent cinq ans sans récidive, cependant on en a suivi pendant quinze et vingt ans. La récidive, quand elle a lieu, se déclare en général dans la première année et elle se fait soit dans les ganglions, soit dans la cicatrice, soit dans les deux à la fois.

Diagnostic. — L'épithélioma de la lèvre est d'un diagnostic facile; au début il est peut-être difficile de le distinguer d'une verrue simple ou d'une gerçure purement inflammatoire; mieux vaut cependant prendre une affection bénigne pour un épithélioma que de commettre l'erreur inverse. Quand la lèvre est ulcérée, l'épithélioma peut offrir de l'analogie avec le chancre induré, mais celui-ci survient de préférence chez les jeunes sujets, arrive en quelques jours à un degré d'ulcération que le cancroïde mettrait plusieurs mois à atteindre, et s'accompagne dès le début d'adénopathie sous-maxillaire, tous caractères opposés à ceux de l'épithélioma. La confusion de l'épithélioma avec les plaques muqueuses est plus difficile, ce sont plutôt les ulcérations syphilitiques tertiaires succédant à des gommes ramollies et suppurées qui pourraient être confondues avec l'épithélioma. Les antécédents du malade, les manifestations syphilitiques concomitantes, au besoin les effets d'un traitement hydrargyrique, établiront le diagnostic. La confusion de l'épithélioma avec les ulcérations tuberculeuses et le lupus est moins facile. Quand l'épithélioma est arrivé à une période avancée, son diagnostic ne présente plus aucune difficulté.

Traitement. — Il est exclusivement chirurgical : il faut enlever la tumeur le plus tôt possible, pour arriver avant le commencement de l'infection ganglionnaire et aussi radicalement que possible pour ne laisser aucune traînée épithéliale. Si les ganglions sont atteints, il faut les enlever en même temps que la tumeur. Enfin, il faut s'abstenir quand la lèvre est détruite, le périoste atteint, l'os envahi, et qu'il existe sous la mâchoire une masse ganglionnaire indurée et partout adhérente. Le procédé d'extirpation est très simple, mais variable. S'il n'existe qu'un bouton limité du volume d'un pois, on l'excisera d'un coup de ciseau courbe; si la tumeur est plus volumineuse, il faut circonscrire la tumeur par deux incisions latérales qui se rejoignent en dessous d'elles de façon à former un V; les deux lèvres de la plaie sont ensuite rapprochées et réunies par première intention. Enfin, dans les cas avancés, il faut faire suivre l'excision de l'épithélioma d'une réparation autoplastique.

# CHAPITRE IV

## DIFFORMITÉS ET VICES DE CONFORMATION DES LÈVRES

**Atrésie de l'orifice buccal.** — C'est le rétrécissement de l'orifice buccal. Rarement congénitale, elle est plus souvent accidentelle et consécutive à des pertes de substance cicatrisées (ulcérations syphilitiques ou tuberculeuses, brûlures, lupus, noma). Elle compromet l'introduction des aliments, gêne la mastication et la parole.

Traitement. — Les différents moyens proposés pour la dilatation de l'orifice buccal ont échoué. Seule l'intervention opératoire a donné de bons résultats. L'incision simple de la commissure est insuffisante et il faut avoir recours à des opérations autoplastiques assez compliquées.

**Ectropion.** — C'est le renversement des lèvres

au dehors. On distingue deux variétés : l'*ectropion muqueux*, l'*ectropion cicatriciel.*

*Ectropion muqueux.* — Le plus souvent congénital, mais quelquefois développé après la naissance surtout chez les joueurs d'instruments à vent, atteint plutôt la lèvre supérieure, dont le bord libre est légèrement renversé en dehors et laisse voir derrière lui un bourrelet transversal formé par la muqueuse ; il est dû à une hypertrophie soit du tissu sous-muqueux, soit des glandules labiales; en tout cas le traitement consiste dans l'excision du bourrelet saillant sur toute sa longueur et dans la réunion par la suture des deux lèvres de la plaie.

*Ectropion cicatriciel.* — Il est produit par la rétraction de cicatrices voisines (brûlures), surtout quand une adhérence osseuse leur fournit un point d'appui. Elles produisent l'écoulement de la salive, la chute des aliments pendant la mastication, et de la gène de la déglutition entraînant des accidents dyspeptiques et gastralgiques quelquefois assez sérieux. Ici, comme dans le cas précédent, l'incision simple de la cicatrice est inefficace, et des opérations plus complexes sont le plus souvent nécessaires.

**Bec-de-lièvre** — On désigne sous le nom de *bec-de-lièvre*, la division verticale permanente des lèvres; quelquefois elle est accidentelle et due à la cicatrisation isolée des bords d'une plaie ou d'une ulcération, d'ordinaire elle est congénitale et siège le plus souvent à la lèvre supérieure; on peut en effet négliger les divisions congénitales de la lèvre inférieure, dont la science ne compte qu'un très petit nombre de cas.

Le bec-de-lièvre est *simple* ou *compliqué*. Le bec-de-lièvre est *simple*, quand la fissure reste bornée à la lèvre; il est *compliqué*, quand elle s'étend jusqu'au squelette de la face.

A. *Bec-de-lièvre de la lèvre inférieure.* — Exceptionnel, il consiste dans une fente médiane plus ou moins complète, ou dans deux petits pertuis siégeant sur les côtés de la ligne médiane et du bord libre et se terminant en cul-de-sac (Lannelongue). Quelquefois, il se complique d'une fissure médiane du maxillaire inférieur.

B. *Bec-de-lièvre de la lèvre supérieure.* — Il présente plusieurs variétés :

1° Le *bec-de-lièvre unilatéral simple*, siégeant d'or-

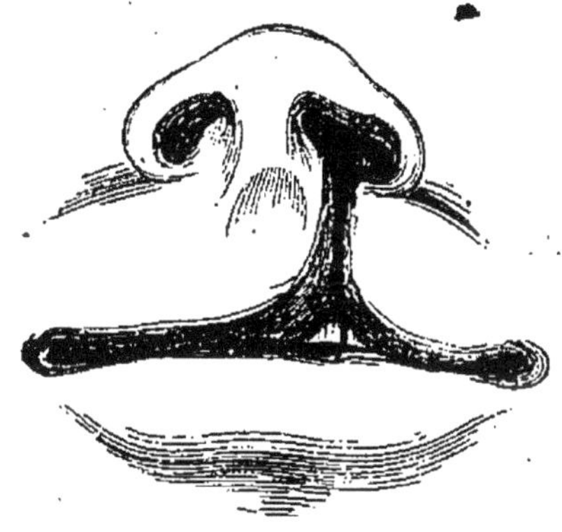

Fig. 25. — Bec-de-lièvre unilatéral simple.

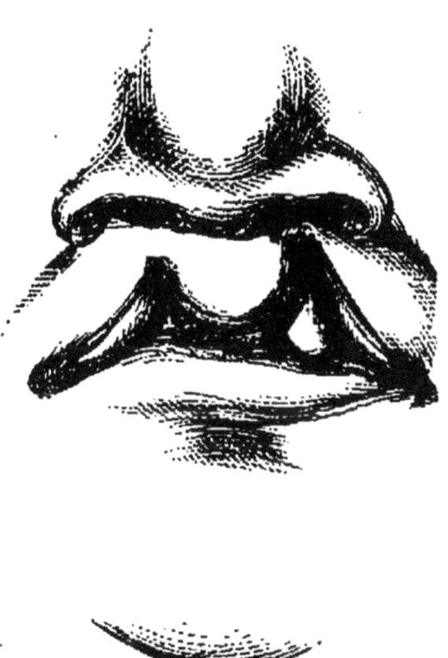

Fig. 26. — Bec-de-lièvre bilatéral simple.

dinaire à gauche, consiste en une fente située au-dessous de la narine, immédiatement en dehors du sillon sous-nasal et divisant la lèvre en deux parties inégales, dans une hauteur variable depuis une simple encoche jusqu'à la pénétration dans la narine, et ayant deux bords rouges plus écartés en bas qu'en haut, ce qui leur donne l'aspect d'un V renversé (fig. 25).

2° Le *bec-de-lièvre bilatéral simple*, caractérisé par deux fissures qui partagent la lèvre en deux parties inégales, la moyenne plus mince que les deux autres (fig. 26).

3° Le *bec-de-lièvre médian*, exceptionnel, représenté par une fente médiane.

4° Le *bec-de-lièvre commissural* ou *génien*, très rare, où la fissure partie de l'angle de la bouche se prolonge vers la région auriculaire ou la paupière.

5° Le *bec-de-lièvre compliqué*, dont les complications plus communes, tant dans le bec-de-lièvre bilatéral que dans l'unilatéral, portent sur les parties molles ou sur le maxillaire supérieur.

Les premières consistent dans une bifidité du lobe des ailes du nez ou dans l'adhérence de la lèvre à la gencive.

Les complications osseuses sont :

*a*. Une *fissure labio-alvéolaire*, qui passe entre les incisives médianes et latérales et se dirige obliquement d'avant en arrière et de dehors en dedans, pour s'arrêter au trou palatin antérieur. Par suite de l'arrêt de développement du maxillaire supérieur du côté correspondant à la fissure, on observe une différence de niveau entre les bords de la solution de continuité. Si la division est bilatérale, les deux fissures labio-alvéolaires se réunissent sur la ligne médiane au trou palatin antérieur. Il en résulte que les os incisifs internes, suspendus en quelque sorte à la cloison des fosses nasales, sont déjetés en avant, deviennent presque horizontaux et forment un véritable bec d'oiseau qui continue la saillie du nez.

*b*. Une *fissure labio-palatine*, qui dépasse le trou palatin, divise la voûte osseuse et quelquefois la voile du palais, en faisant communiquer la cavité buccale avec la fosse nasale correspondante, ou avec les deux fosses nasales quand la fissure est double. C'est la *gueule-de-loup*.

Le bec-de-lièvre unilatéral et simple ne présente aucune gravité; au contraire, le bec-de-lièvre bilatéral et double nuit à la nutrition du nouveau-né, en empêchant l'adaptation des lèvres sur le mamelon, nécessaire à la succion; il gêne plus tard la déglutition, la phonation (impossibilité de prononcer les labiales), en faisant communiquer la cavité buccale avec les fosses nasales.

Pathogénie. — Le bec-de-lièvre résulte d'un arrêt de développement plus ou moins compliqué suivant qu'il s'est produit à une période plus ou moins avancée de la vie embryonnaire. Pour le bien comprendre, il est donc utile de rappeler sommairement le mode de développement des lèvres. Cette question d'embryogénie, restée longtemps obscure, a été définitivement résolue par un embryologiste français, Coste.

Les lèvres ont pour origine des bourgeons, deux pour la lèvre inférieure, trois pour la lèvre supérieure. Ces bourgeons, d'abord placés sur les côtés de l'extrémité céphalique, vont au-devant des autres sur la ligne médiane, où ils finissent par se rencontrer et par se souder. Les deux bourgeons de la lèvre inférieure marchant très vite l'un vers l'autre, il est très rare qu'ils ne parviennent pas à se souder. Les bourgeons de la lèvre supérieure sont : deux latéraux (bourgeons maxillaires), un médian, le bourgeon incisif, renfermant les germes des dents incisives, composé lui-même de deux moitiés symétriques et correspondant à la cloison nasale. Étant donnés ces trois bourgeons qui marchent à la rencontre les uns des autres, on conçoit que sous une influence d'ailleurs ignorée, la rencontre ne se fasse pas soit d'un côté soit de l'autre, soit des deux côtés à la fois, c'est-à-dire qu'il existe à la naissance un bec-de-lièvre unilatéral ou bilatéral.

Il existe aussi des becs-de-lièvre médians par suite de l'écartement des deux os incisifs (le cas est tout à fait exceptionnel).

L'arrêt de développement peut porter sur toute la

profondeur des bourgeons, c'est-à-dire qu'en même temps que la lèvre sera divisée, on observera une fente portant à la fois sur la voûte et sur le voile du palais. Ce sera un bec-de-lièvre appelé *gueule-de-loup*.

L'arrêt de développement pourra ne consister qu'en une encoche du bord libre de la lèvre supérieure, difformité la plus simple de toutes, ou bien en une division limitée au voile du palais.

Les causes premières de cet arrêt de développement sont, comme nous le disions, mal connues. On sait seulement qu'il est héréditaire; probablement les traumatismes reçus par l'utérus pendant la grossesse et les maladies du fœtus jouent un rôle dans sa production. Sa fréquence est de 1 sur 2500 enfants.

Traitement. — La difformité du bec-de-lièvre peut être corrigée par une opération qui variera, suivant son état simple ou compliqué.

1° *Bec-de-lièvre simple.* — Il peut être opéré à tout âge. Il y a avantage à le faire dès les premiers jours qui suivent la naissance; il y a urgence physiologique, suivant l'expression de Broca.

Quelquefois il suffit d'aviver avec les ciseaux ou avec le bistouri les deux bords de la solution de continuité et de les réunir par une suture.

Si la lèvre présente un arrêt de développement en hauteur, en même temps qu'une fente congénitale, l'opération laisserait sur le bord de la lèvre une encoche, alors il faut recourir à un des procédés imaginés pour prévenir cette encoche.

2° *Bec-de-lièvre compliqué.* — Il ne doit être opéré qu'entre 6 mois et 2 ans, à cause de la complexité des opérations qu'il nécessite et qui exposent parfois à une hémorrhagie.

# SECTION III. — MALADIES DES JOUES

## CHAPITRE PREMIER

### LÉSIONS TRAUMATIQUES DES JOUES

**Plaies accidentelles de la joue.** — Elles sont peu communes, parce que les chocs portent en général sur les parties de la face qui sont saillantes : front, sourcils, nez, lèvres, menton. On doit en faire la réunion avec un soin minutieux pour éviter une cicatrice trop apparente ou vicieuse. Quand la plaie est profonde et produite par un instrument tranchant, il peut en résulter une blessure du canal de Sténon, laissant sourdre la salive pendant la mastication. Si la section est incomplète, le canal peut se cicatriser; si elle est complète, les tissus superficiels se réparent seuls si l'on a pu réunir, et la salive s'accumule dans une poche (tumeur salivaire) distendue pendant la mastication; plus souvent encore l'écoulement de la salive s'oppose à toute cicatrisation.

**Plaies chirurgicales.** — Elles sont faites dans le but d'ouvrir un abcès de la bouche, d'enlever une tumeur, de réséquer le nerf buccal, doivent épargner autant que possible le canal de Sténon. Elles doivent donc être parallèles à sa direction, qui est horizontale, et siéger sur le trajet d'une ligne allant du tragus à la commissure. Les plaies faites de dedans en dehors (morsures, chutes avec un porte-plume tenu dans la bouche) ont peu de gravité.

**Brûlures.** — Les brûlures de la joue se rencontrent dans la pratique plus souvent que les plaies. Ce sont des enfants ou des épileptiques qui tombent dans le feu, des sujets à la figure desquels on a projeté une substance caustique, ou encore des malades cautérisés pour une pustule maligne. La gravité de ces brûlures consiste dans les déformations que détermine ultérieurement le tissu de cicatrice sur les paupières, le nez, les lèvres. Malheureusement le traitement ne saurait empêcher la production de ces cicatrices vicieuses.

## CHAPITRE II

### LÉSIONS INFLAMMATOIRES ET ULCÉREUSES DES JOUES

**Furoncles, anthrax, érysipèle, ulcérations syphilitiques et tuberculeuses.** — Ces lésions ne présentent à la joue aucune particularité.

**Abcès de la joue.** — Ils sont superficiels ou profonds suivant qu'ils sont situés en avant ou en arrière de l'aponévrose buccinatrice; s'ils sont en avant, ils évoluent vers la peau et c'est par cette voie qu'ils s'ouvrent spontanément ou qu'il faut en pratiquer l'ouverture. Lorsque le pus siège sous l'aponévrose, l'abcès fait saillie du côté de la bouche et c'est par la muqueuse qu'on peut l'ouvrir. Rappelons que la couche cellulo-graisseuse sous-aponévrotique de la joue se continue avec celle de la fosse zygomatique, de la région temporale profonde, et avec celle qui est située au fond de la loge parotidienne.

Un certain nombre d'abcès de la joue sont l'aboutissant de foyers purulents développés dans ces diverses régions; d'autres abcès sont symptomatiques d'une ostéo-périostite du maxillaire inférieur.

# CHAPITRE III

## TUMEURS DES JOUES

**Tumeurs gazeuses, tumeurs salivaires.** — Elles proviennent du canal de Sténon. Elles seront étudiées avec les tumeurs de la région parotidienne (p. 202).

**Angiomes.** — Les angiomes sont les uns cutanés et formant de larges taches (*nævi materni*), les autres profonds, tantôt bien limités et pouvant être enlevés, tantôt diffus et ne pouvant être traités que par l'électrolyse ou les injections coagulantes.

**Lipomes.** — On observe encore à la joue des tumeurs développées soit aux dépens de la graisse superficielle sous-cutanée, soit profondes, sous-aponévrotiques; d'où deux variétés de lipomes.

Le *lipome sous-aponévrotique* peut gagner la fosse zygomatique et la fosse temporale, la couche cellulograisseuse de ces régions se continuant avec la couche profonde de ces régions. Elles doivent être enlevées par la muqueuse buccale.

**Épithéliomas.** — Enfin, on observe encore dans la région jugale des épithéliomas : les uns, *adénomes sudoripares*, débutent par les glandes de la peau et ont une marche lente; les autres débutent par la muqueuse, se développent tantôt au milieu de la joue, tantôt en arrière de l'angle entre les deux mâchoires. Ils se diffusent rapidement en se propageant aux gencives, aux maxillaires, aux piliers; ils s'accompagnent d'adénopathie précoce et d'un trismus qui empêche d'ouvrir la bouche. On a noté leur coïncidence avec l'éruption de la dent de sagesse. L'altération peut succéder à une ulcération produite par une dent cariée ou à la suite de leucoplasie buccale.

**Fistules du canal de Sténon.** — Elles seront étudiées avec les affections de la région parotidienne (p. 201).

## SECTION IV. — MALADIES DE LA VOUTE PALATINE ET DU VOILE DU PALAIS

### CHAPITRE PREMIER

### LÉSIONS TRAUMATIQUES

**Piqûres, déchirures, fractures de la voûte palatine.** — A la voûte palatine, on observe des piqûres et des déchirures, limitées à la fibre muqueuse, produites au cours de la déglutition par des fragments d'aliments (arête de poisson, fragment d'os) d'ailleurs sans importance.

Quelquefois, la voûte osseuse est fracturée et même perforée par un objet (pipe, crayon, flûte) que le blessé tenait entre les dents au moment d'une chute, ou bien elle est le siège d'une fracture esquilleuse avec déchirure des parties molles voisines, produite par un projectile dans une tentative de suicide; enfin, la fracture du palais accompagne celle des os de la face et du crâne.

Traitement. — Dans tous ces cas, il faut faire dans la bouche des lavages antiseptiques et conserver les esquilles et les moindres lambeaux de muqueuse, afin d'éviter des déformations persistantes qui nécessiteraient ultérieurement une palatoplastie.

**Plaies du voile du palais.** — Elles sont également sans importance, sauf celles du bord libre qu'il faut suturer immédiatement, sans quoi la cicatrisation isolée de leurs bords écartés l'un de l'autre laisserait une difformité persistante.

## CHAPITRE II

### LÉSIONS INFLAMMATOIRES

**Ostéo-périostite.** — Elle est rarement traumatique, elle est le plus souvent consécutive à une périostite alvéolo-dentaire ; elle se révèle par des douleurs, de la rougeur, du gonflement et la formation d'un abcès saillant dans la bouche ou les fosses nasales, et qu'il faut ouvrir de bonne heure pour éviter la nécrose, les fistules et les perforations consécutives.

On peut opposer à la rareté de l'*ostéo-périostite tuberculeuse*, quelquefois consécutive à un coryza caséeux, la fréquence de l'*ostéo-périostite syphilitique* ou *gommeuse*, débutant quelquefois du côté de la cavité buccale, le plus souvent, sur le plancher des fosses nasales, d'après Duplay, toujours d'une façon insidieuse et donnant un abcès qui reste fistuleux et amène une perforation du voile du palais persistante en dépit du traitement spécifique.

**Abcès de la voûte palatine.** — Ils sont le plus souvent symptomatiques d'une ostéo-périostite.

**Abcès du voile du palais.** — Ils succèdent à un traumatisme, à une angine phlegmoneuse, à une périostite alvéolo-dentaire.

Symptômes. — Ils causent une douleur vive, de la fièvre, de la difficulté d'ouvrir les mâchoires, de la dysphagie, du nasonnement de la voix, de la gêne respiratoire. Si on examine la bouche, un point du voile est rouge, tendu, luisant, saillant. La luette, œdématiée et tuméfiée, se trouve rejetée du côté opposé à cette saillie. L'abcès s'ouvre spontanément et il vaut mieux l'inciser.

A la suite de l'inflammation du voile, on observe

fréquemment un allongement hypertrophique de la luette, qui produit des mouvements incessants de déglutition et une toux réflexe par suite de l'excitation de la base de la langue et de l'entrée du larynx.

Traitement. — On peut la traiter par l'excision, si les légères cautérisations au nitrate d'argent et les gargarismes ont échoué.

**Ulcérations syphilitiques et tuberculeuses.** — Elles ont été étudiées, p. 148 et 153.

## CHAPITRE III

### TUMEURS DU VOILE DU PALAIS

**Adénomes.** — Les plus importants sont les adénomes développés aux dépens des glandules de la région. Nous rappelons que les deux faces du voile sont tapissées par une membrane muqueuse et que sous chaque muqueuse existe une épaisse couche de glande en grappe. Il y a donc deux couches de glandes, l'une inférieure, l'autre supérieure; c'est principalement aux dépens de la couche inférieure qu'elles se développent.

Les adénomes entraînent des troubles fonctionnels assez sérieux, une voix nasillarde, gêne de la déglutition et de la respiration. A l'inspection, on trouve une tumeur latérale située en dehors de la gine médiane occupant presque toujours le voile, du volume d'une noix à un œuf de poule, à consissistance dure à la palpation, quelquefois au contraire ramollie, mais c'est une tumeur bénigne, car elle s'accroît lentement, laisse intacts les ganglions correspondants et ne récidive pas après ablation.

# CHAPITRE IV

## DIVISIONS ET PERFORATIONS

**Divisions ou fissures congénitales.** — Les divisions ou fissures congénitales du voile et de la voûte du palais, résultent d'un arrêt de développement analogue à celui qui engendre le bec-de-lièvre. Il s'explique par un défaut de soudure partielle ou totale des bourgeons maxillaires supérieurs.

Les divisions du voile sont toujours médianes, mais tantôt bornées à la luette et bifides, tantôt étendues à une certaine hauteur ou à la totalité (*divisions incomplètes* et *complètes*) du voile dans les deux parties, qui sont plus ou moins écartées par un intervalle en V à pointe antérieure.

Les divisions de la voûte palatine sont également *complètes* ou *incomplètes*. Les premières font communiquer la bouche avec une fosse nasale ou avec les deux, suivant qu'elles sont unilatérales ou bilatérales; les secondes sont compliquées de bec-de-lièvre, quand elles portent sur la partie antérieure de la voûte ou de division du voile, quand elles portent sur la partie postérieure.

Ces fissures rendent la succion impossible et compromettent la nutrition chez les nouveau-nés. Plus tard la mastication et la déglutition sont difficiles par le reflux des aliments dans les fosses nasales. La voix est nasonnée et la prononciation confuse; il est impossible de siffler; l'olfaction est diminuée.

Traitement. — On peut remédier à ces inconvénients par l'application d'obturateurs, qui forment le traitement palliatif.

Le traitement curatif, auquel on est souvent obligé

de recourir, comprend les opérations de *staphylorraphie* et d'*uranoplastie*.

La staphylorraphie, pratiquée pour la première fois par un dentiste de Rouen, Lemonnier, est l'opération destinée à réunir les deux moitiés divisées du voile du palais ; elle comprend deux temps, l'avivement et la suture.

L'uranoplastie consiste essentiellement dans la confection d'un lambeau destiné à combler la perforation.

**Perforations accidentelles.** — Elles sont *traumatiques* (plaies par armes à feu) ; *Pathologiques* (carie et nécroses de la voûte ou ulcérations le plus souvent tuberculeuses et syphilitiques) ; *opératoires* (ablation d'une tumeur palatine ou d'un polype nasopharyngien).

Les perforations syphilitiques sont d'ordinaire médianes, les perforations tuberculeuses sont plutôt latérales. Leur forme est ovalaire, elliptique ou circulaire.

Les perforations acquises diffèrent des divisions congénitales par leurs bords amincis, cicatriciels, quelquefois recouverts de fongosités saignantes. Quelquefois on observe plusieurs perforations chez le même sujet. Les troubles fonctionnels produits par les perforations sont les mêmes que ceux qui accompagnent les divisions congénitales.

Traitement. — Il est le même dans les deux cas.

# SECTION V. — MALADIES DE LA LANGUE

## CHAPITRE PREMIER

### LÉSIONS TRAUMATIQUES DE LA LANGUE

**Piqûres.** — Elles sont produites le plus souvent pendant les repas par les dents d'une fourchette, une arête de poisson ; d'autres fois elles résultent d'un coup ou d'une chute sur un corps pointu (tuyau de pipe tenu entre les dents) ; elles causent une douleur assez vive, de courte durée, avec une hémorrhagie insignifiante. Les coupures par instrument tranchant sont rares, beaucoup plus fréquentes sont celles qui sont dues à un chicot dévié, aux aspérités d'une molaire cariée. La petite plaie ainsi produite par écorchure se creuse et donne une ulcération douloureuse, à bords indurés et calleux, l'*ulcération dentaire*, qu'il faut bien se garder de prendre pour une ulcération syphilitique ou cancéreuse.

**Morsures.** — On observe les morsures dans diverses conditions, soit dans la mastication, soit au moment d'un coup ou d'une chute sur le menton, notamment chez les enfants, soit pendant les attaques convulsives des épileptiques ; dans tous ces cas, la langue étant tirée au dehors, le rapprochement brusque des mâchoires produit une plaie contuse superficielle, limitée à la muqueuse ou intéressant toute l'épaisseur de la langue.

**Plaies par armes à feu.** — Produites le plus souvent dans des tentatives de suicide, elles constituent des sillons, des sétons ou des plaies irrégulières, rarement bornées à la langue et produites après perforation préalable des joues et du plancher buccal.

Complications. — Les complications des plaies de la langue sont de trois ordres : *primitives*, *consécutives* et *tardives*.

Les complications *primitives* sont des blessures nerveuses rares et peu étudiées ; des hémorrhagies primitives ou secondaires s'écoulent à l'extérieur si la plaie est large, pouvant produire un anévrysme diffus, si elle est étroite, due à la blessure de l'artère linguale et de ses rameaux ; enfin, des corps étrangers résultant le plus souvent d'extractions dentaires ou de plaies par armes à feu, produisant de la douleur et du gonflement avec leurs conséquences fonctionnelles. On les reconnaîtra facilement à la présence d'une tuméfaction dure, caractéristique, et à l'exploration par le doigt et le stylet. S'ils sont méconnus, ils produisent soit un abcès] qui les élimine, soit une tumeur enkystée qui peut donner lieu à des erreurs de diagnostic.

Les complications *consécutives* sont engendrées par la septicité. Ce sont la glossite, la gangrène, les hémorrhagies secondaires.

Quant aux complications *tardives*, elles sont constituées par les cicatrices vicieuses.

Traitement. — Il se résume dans deux indications principales : Assurer le repos de l'organe par le silence et une alimentation liquide, prévenir les complications septiques par des lavages et des gargarismes antiseptiques (acide borique, chloral). Bien entendu, il faut extraire les corps étrangers, s'il y en a ; suturer la langue, si elle a été divisée dans toute son étendue ; arrêter les hémorrhagies par la ligature dans la plaie, exceptionnellement par la ligature à distance du tronc des artères linguales.

**Brûlures.** — Produites par des corps chauds, boissons, aliments, ou par des substances chimiques avalées par mégarde ou dans une tentative de suicide, elles sont superficielles ou profondes.

Dans les brûlures superficielles, l'épithélium est enlevé, la papille du derme mise à nu ; il en résulte des douleurs vives et un trouble fonctionnel passager.

Traitement. — Il est analogue à celui des plaies.

# CHAPITRE II

## LÉSIONS INFLAMMATOIRES OU GLOSSITES

Les glossites sont de plusieurs variétés. Il faut les diviser en *glossites superficielles* et *glossites profondes.*

Dans chacune de ces catégories, elles sont *aiguës* ou *chroniques.*

### Article Ier. — Glossites superficielles aiguës.

Aux glossites superficielles aiguës se rattachent les *exanthèmes linguaux*, dont l'histoire appartient aux maladies générales qui les comptent au nombre de leurs symptômes, et les manifestations linguales, les *stomatites ulcéro-membraneuses, mercurielles, aphteuses*, étudiées p. 132 et suivantes.

### Article II. — Glossites superficielles chroniques.

Elles comprennent :

1° La *glossite épithéliale desquamative, marginée :*

2° les *leucokératoses linguales* (leucoplasie, psoriasislingual de Bazin-Debove) ;

3° une affection assez rare de la langue, désignée sous le nom de *langue noire.*

**Langue noire.** — Elle est caractérisée par une coloration noirâtre du dos de la langue, due à une hypertrophie des papilles filiformes. On la rencontre chez des sujets adultes ou âgés, dyspeptiques, diabétiques, tuberculeux ou atteints d'une tare nerveuse quelconque; on l'a crue d'origine parasitaire, mais elle est de nature trophique.

**Glossite épithéliale desquamative, marginée.** —

C'est une affection de la langue bien caractérisée au point de vue symptomatologique, bien qu'ayant reçu les dénominations les plus diverses.

Symptômes. — Cette glossite est surtout fréquente aux âges extrêmes de la vie. Elle débute par une petite papule du volume d'un grain de millet, qui rapidement devient vésicule, se déprime à son centre, tandis que sa périphérie devient plus saillante, si bien que le deuxième ou le troisième jour, on constate soit un petit cercle à liséré et à desquamation si fine qu'il est à peine visible, soit seulement un arc de cercle, soit quand l'éruption a d'emblée été multiple, une tache à contour polycyclique, comparée à une carte de géographie. En même temps, la langue est jaunâtre et saburrale. La papule débute par les bords de la langue en général, rarement par les faces. Elle s'étend surtout vers la face dorsale, mais reste toujours localisée à la langue, qu'elle envahit rarement dans sa totalité. Les troubles fonctionnels sont nuls ou insignifiants, quelquefois un peu d'hyperesthésie linguale et de salivation ; sa durée est très variable, de huit jours à un mois et plus. En tout cas, elle se termine par la guérison. On a beaucoup discuté sur la cause, d'ailleurs peu connue, de cette lésion singulière. Le seul point important est de ne plus la considérer, malgré Parrot, comme un résultat de la syphilis héréditaire. Chez l'adulte, son étiologie peut se résumer ainsi : c'est celle de l'eczéma en général.

Traitement. — Outre le traitement local (soufre et ses composés), il faudra traiter l'état général.

**Leucoplasie ou Leucokératoses** de Besnier. — Ce n'est pas une entité morbide bien définie : on désigne sous ce nom plusieurs affections de nature, d'origine, de marche et de terminaison différentes, ayant toutes un caractère commun, la plaque blanche, en d'autres termes, la transformation cornée de l'épithélium buccal. Elle est en général l'aboutissant des nombreuses causes d'irritation de la muqueuse bucco-linguale. Cette affection survient chez les sujets de trente à cinquante ans, presque exclusivement les hommes, de préférence chez les arthritiques et chez les syphilitiques. La leucoplasie n'est pas, comme on l'a cru à tort, une lésion syphilitique, mais la syphilis agit comme toutes les causes d'irritation banale (tabac, alcool, mets épicés, médicaments, dentiers, mauvaises dents).

Symptômes. — L'affection débute le plus souvent par des taches rouges, lisses ou granuleuses, formées par les papilles malades. Ces taches se réunissent en placard qui reste rouge à sa périphérie pendant que le centre devient blanc nacré. Ces plaques, blanches, à bords nets, peuvent rétrocéder, mais le plus souvent elles deviennent confluentes et recouvrent la langue d'une cuirasse d'un blanc nacré et brillant, à la surface de laquelle il se fait par désagrégation de l'épithélium une desquamation au début pityriasiforme, plus tard constituée par des lamelles épaisses.

Bientôt alors les plaques deviennent dures, cornées puis se crevassent et se déchirent en constituant une série de losanges qui donnent à l'organe un aspect parqueté. Ces crevasses augmentent, donnent asile aux aliments et deviennent de véritables ulcérations douloureuses.

L'affection ne reste pas, en général, localisée à la langue, dont elle respecte d'autre part la face inférieure. Fréquemment, la joue, les lèvres, le palais, les gencives sont envahis. A la face interne des joues, on voit des plaques irrégulières qui suivent la ligne inter-dentaire et qui se continuent assez souvent en avant par un triangle dont la base répond à la commissure buccale. Ces triangles constituent les *plaques des fumeurs*. Aux lèvres, la lésion s'accompagne de granulations blanches, grosses comme des grains de semoule et dues au développement exagéré des glandes de la région.

Les signes fonctionnels sont souvent peu marqués; au début, un état de sécheresse de la muqueuse, plus tard une salivation abondante, une gêne plus ou moins grande de la mastication, de l'embarras de la parole, des douleurs proportionnées à la profondeur des fissures et des ulcérations; relativement peu d'exagération de la sensibilité gustative.

La marche de cette affection est essentiellement chronique, sa durée est indéterminée; elle est capable de rester indéfiniment stationnaire ou de subir simplement de temps en temps des poussées subaiguës, mais, fait important, la leucoplasie buccale dégénère souvent en cancer, dans un cinquième des cas pour les uns, dans un tiers pour les autres. La gravité du pronostic est donc relative et subordonnée à la transformation en épithélioma.

Diagnostic. — Il est presque toujours évident; on la confondra difficilement avec les stomatites, les ulcérations tuberculeuses, les aphtes, les glossites des cachectiques, des diabétiques, des convalescents, avec les diverses manifestations buccales de la syphilis. Rappelons encore une fois que la leucoplasie, même lorsqu'elle survient chez un syphilitique, est de nature irritative et non syphilitique, et dès lors est rebelle au traitement mercuriel. La seule affection qui puisse induire en erreur ce sont les plaques linguales du lichen plan. Le diagnostic de cette lésion s'établit par la constatation de ses accidents cutanés.

Un point important est celui de voir à quelle variété de leucokératose on a affaire.

La leucokératose des fumeurs est caractérisée par des plaques nacrées occupant les commissures et gagnant la face interne des joues. Elle disparait dès qu'on cesse l'usage du tabac.

La leucokératose dentaire se reconnait à la localisation spéciale des lésions au niveau d'une dent malade ou d'un dentier.

Quant à la leucokératose arthritique, elle sera caractérisée par les phénomènes, par l'examen général du sujet et par les phénomènes propres à cette diathèse.

Anatomie pathologique. — L'affection est caractérisée par des lésions de l'épithélium, qui s'épaissit et présente les caractères de la couche cornée de la peau, et par des lésions du chorion, dont les couches superficielles sont infiltrées de cellules embryonnaires. Pour Besnier, Marfan, la leucokératose buccale serait le premier degré de l'épithélioma.

Traitement. — L'hygiène est importante; il faut supprimer l'alcool, les irritants, le tabac, pratiquer l'asepsie buccale et gastro-intestinale.

Comme traitement local, on a employé des cautérisations au nitrate acide de mercure, à l'acide chromique, à l'acide lactique, au galvano cautère, mais il ne faut pas abuser des cautérisations irritantes, et si la lésion continue à évoluer et semble devoir aboutir à l'épithélioma dans une période plus ou moins rapprochée, il faut intervenir d'une façon précoce en curettant ou en cautérisant les plaques malades, soit même en enlevant l'organe.

## Article III. — Glossites profondes aigues.

Causes. — Favorisées par certaines infections générales telles que l'érysipèle, la fièvre typhoïde, la variole et plus rarement la scarlatine, ces glossites reconnaissent également des causes locales multiples, telles que plaies légères, corps étrangers, brûlures, cautérisations chimiques par des acides, piqûres d'insectes renfermés dans un fruit, action de certains venins (venin de la vipère, bave du crapaud). Elles étaient fréquentes autrefois quand on cherchait à provoquer la salivation mercurielle pour traiter la vérole.

Elles ont pour siège le tissu cellulaire interstitiel de la langue, qui est hyperhémié, gonflé, infiltré de sérosité ou de pus. En se collectant, celui-ci forme un abcès. Quant aux fibres musculaires, elles sont rarement altérées.

Symptômes. — Quelquefois précédée de phénomènes généraux (frissons, légers mouvements fébriles), la glossité débute d'ordinaire brusquement par des phénomènes locaux. La mastication devient douloureuse et la langue se tuméfie soit en totalité (*glossite générale*) soit limitée au milieu et à la base (*glossite partielle médiane* ou *basique*), ou même encore à la moitié de la langue, ordinairement du côté gauche (*hémoglossite*). En tout cas elle remplit complètement la cavité buccale, faisant saillie entre les lèvres étranglées en quelque sorte par les arcades dentaires qui laissent leur empreinte à sa surface. La partie saillante en dehors est tantôt pâle et recouverte d'un enduit blanchâtre, tantôt rouge et fuligineuse, la partie intra-buccale est livide et luisante. Il en résulte naturellement des troubles de mastication, de déglutition, de phonation et même de respiration. La bouche est sèche, à soif vive, l'haleine fétide, et par la bouche entr'ouverte il se fait un écoulement continu et exagéré de salive. Quelquefois les ganglions cervicaux, les glandes salivaires s'engorgent et les mouvements du cou deviennent douloureux; malgré tout, l'état général reste bon: on a signalé seulement un état d'angoisse spécial.

Marche. — La glossite suit une marche aiguë ou chronique. Dans la forme aiguë, elle peut se terminer par résolution, c'est le cas le plus fréquent, et cette résolution est parfois marquée par des phénomènes critiques, des sueurs profuses par exemple. La suppuration est une terminaison relativement rare, en raison de la pauvreté de la langue en tissu conjonctif et de sa richesse en tissu musculaire. Exceptionnellement diffuse, elle constitue le plus souvent un abcès chaud de la langue, caractérisé par de la douleur, de la dyspnée; il diffère des abcès observés dans les autres régions en ce qu'il présente une consistance ferme qui le fait ressembler à une tumeur solide. La fluctuation est fort difficile à percevoir, et c'est en se basant surtout sur le mode de développement et la marche de l'affection que l'on en pourrait établir le diagnostic. Rare aussi est la terminaison de la glossite par gangrène. On l'a parfois observée au cours des fièvres graves; elle a d'ailleurs tous les caractères objectifs de la gangrène humide, produit des hémorrhagies par ulcération des gros vaisseaux et des accidents septiques très graves par les produits déglutifs. Mentionnons enfin pour être complet, le passage de la glossite à l'état chronique, amenant une hypertrophie de l'organe, une sorte de macroglossite. Ce mode de terminaison est d'ailleurs très rare. De diagnostic facile, la glossite phlegmoneuse aiguë a un pronostic également bénin, sauf dans le cas de fièvre grave infectieuse.

Traitement. — A la *période phlegmoneuse*, il faut faire des lavages fréquents avec des collutoires antiseptiques, mettre des sangsues à la région sus-hyoïdienne et sous la langue, et pratiquer le débridement des parties enflammées.

A la *période d'abcès*, il faut faire une évacuation large, directement sur la langue, ou par la région sus-hyoïdienne si on a affaire à un abcès de la base de la langue, pratiquer la trachéotomie en cas de suffocation.

### Article IV. — Glossites profondes chroniques.

Elles peuvent être *générales* ou *locales*.

**Glossites générales.** — Elles sont le résultat de la leucoplasie buccale, de lésions syphilitiques, de glossites aiguës. Elles sont peu importantes.

**Glossites locales.** — Elles méritent de nous arrêter un instant, non pas tant celles qui résultent d'une glossite aiguë localisée causée par un corps étranger, par exemple, que celles qui ont pour origine une lésion produite par une dent. Tantôt c'est la langue hypertrophiée qui vient se blesser sur les dents normales, tantôt ce sont les dents malades, dents de sagesse déviées, incrustations de tartre dentaire, qui viennent ulcérer la langue normale.

Symptômes. — La lésion ainsi produite passe par deux phases :

L'une de glossite chronique (*nodule dentaire* de Rutlin) passe presque toujours inaperçue, ressemblant à une gomme crue, mais en différant par son siège sur un bord, sa surface marquée d'une empreinte, ses limites un peu diffuses.

La seconde phase est caractérisée par l'ulcération, qui peut d'ailleurs apparaître d'emblée, peu profonde, dont les bords sont sinueux et taillés à pic et le fond finalement granuleux, recouvert d'un enduit pultacé jaunâtre reposant sur une véritable tumeur.

Diagnostic. — Il faut se garder de la confondre avec les ulcérations spécifiques de la langue, et pour cela il faut avoir soin de ne pas se contenter de voir, mais de toucher du doigt le chicot qui est cause de la lésion. Le chancre syphilitique est plus dur, plus circonscrit siège, à la pointe et s'accompagne d'adénopathie.

Les plaques muqueuses sont toujours multiples; l'ulcère tertiaire est plus profond, a une base plus large, ne siège guère aux bords; l'ulcère tuberculeux a une forme typique qui ne prête guère à la confusion; il faudra faire attention au diagnostic différentiel avec le cancroïde au début, car les lésions spécifiques se localisent volontiers en regard d'une dent cariée qu'il faudrait traiter convenablement avant d'observer l'évolution ultérieure de la lésion.

Traitement. — Le point important, c'est de limer, d'obturer ou d'extraire la dent malade, en recommandant au malade une hygiène buccale sévère et quelques cautérisations à l'acide chromique dans les cas rebelles.

# CHAPITRE III

## TUMEURS DE LA LANGUE

Les tumeurs de la langue peuvent être divisées cliniquement en deux groupes : les *tumeurs rares* et les *tumeurs communes*.

Les tumeurs rares comprennent les *anévrysmes*, les *angiomes*, le *lymphangiome*, ou *macroglossie*, les *kystes*, les *lipomes* et les *fibromes*. Parmi les tumeurs communes nous citerons l'*épithélioma* et les *syphilomes*.

### Article Ier. — Tumeurs rares.

**Anévrysmes artériels.** — Ils sont exceptionnels.

**Angiomes.** — Ils sont plus souvent congénitaux; les uns sont artériels et simples, superficiels, circonscrits, élastiques, réductibles, pulsatils; les autres sont veineux et caverneux, plus mous, moins facilement réductibles, plus profonds, plus diffus.

TRAITEMENT. — On traite les angiomes de la langue comme les angiomes en général.

**Macroglossie (prolapsus de la langue).** — C'est une affection caractérisée par une augmentation de volume telle que la langue pend au dehors de la bouche, en avant des lèvres; elle est rarement acquise, et d'ordinaire congénitale. Dans le premier cas, elle se développe toujours dans la première enfance. On rattachait autrefois cette affection à un vice de conformation de la bouche, aux efforts de succion, à l'habitude de se mordre la langue. Les recherches histologiques modernes ont démontré qu'il s'agit d'une néoplasie caractérisée par des lacunes tapissées d'un endothélium en communication directe avec les vaisseaux lymphatiques; c'est donc une tumeur caverneuse lymphatique, un lymphangiome. C'est à l'âge de deux ou trois ans que la langue commence à faire saillie dans les arcades dentaires, elle devient sèche, gercée, fuligineuse et est en quelque sorte étranglée. Il se fait un écoulement continu de salive; la parole, la mastication, la déglutition, la respiration sont gênées. La lèvre inférieure, les incisives, le maxillaire inférieur sont projetés en avant.

La macroglossie suit une marche essentiellement progressive, lente au début et procédant par poussée.

La guérison spontanée est très rare, la mort survient quelquefois par inanition ou suffocation.

TRAITEMENT. — La compression directe par un bandeau enveloppant la langue ou l'excision de la partie prolabée à l'aide de l'écraseur (Duplay), sont les moyens de traitement usités.

**Kystes de la langue.** — Ils sont muqueux ou

glandulaires (*grenouillette linguale*), et développés dans les glandules de la muqueuse linguale.

*Kystes séreux.* — Ils sont d'ordinaire congénitaux.

*Kystes dermoïdes.* — Ils siègent sur la ligne médiane, dans la pointe de la langue.

*Kystes hydatiques.* — Ils sont profonds et situés dans le tissu cellulaire de la langue.

Tous ces kystes forment donc à la base ou à la face inférieure de la langue, des tumeurs superficielles, arrondies, indolentes, élastiques, gênant un peu la parole et la mastication, faciles à distinguer des autres tumeurs.

Traitement. — On les traitera par l'extirpation.

## Article II. — Tumeurs communes.

**Épithélioma.** — La tumeur de beaucoup la plus commune dans la langue, c'est l'épithélioma; c'est aussi l'une des plus graves qui puissent atteindre l'homme entre quarante et cinquante ans. Tillaux n'en a pas observé un seul cas chez la femme, ainsi que nous l'avons dit à propos des lèvres (p. 160).

Causes. — Diverses causes irritantes locales peuvent déterminer l'apparition du cancroïde de la langue chez un sujet prédisposé, par hérédité ou de toute autre manière, tels la pipe, le tabac, les ulcérations causées par les vieux chicots; enfin, nous avons signalé la fréquence de la transformation épithéliale dans la leucoplasie buccale. Enfin, Verneuil et son élève Ozenne ont attiré l'attention d'une manière toute spéciale sur l'association du cancer et de la syphilis linguale tertiaire. *A priori* deux origines sont possibles pour l'épithélioma lingual : ou bien il naît aux dépens de l'épithélium de la muqueuse, ou bien il naît aux dépens de l'épithélium qui revêt les glandes annexées à cette muqueuse.

La première forme est la seule admise; elle présente deux variétés : Dans l'une l'épithélium est superficiel, papillaire, il commence par l'épithélium qui revêt les papilles; dans l'autre, il commence dans les couches profondes des sillons inter-papillaires.

L'épithélioma papillaire superficiel siège de préférence à la face dorsale et à l'extrémité antérieure de la langue, il apparaît souvent au niveau d'une plaque de psoriasis buccal. Il débute sur la partie saillante des papilles, par une crevasse qui se couvre de croûtes et s'ulcère, par un petit papillome dont les couches superficielles tombent en laissant à nu une ulcération.

L'épithélioma interstitiel ou profond siège sur les bords de la langue, souvent dans le sillon qui sépare celle-ci de l'amygdale (Verneuil), débute au niveau d'un sillon inter-papillaire, par un nodule dur, bosselé, se transformant en une ulcération plus ou moins profonde (*épithélioma rongeant*), ou tapissé de bourgeons exubérants (*épithélioma végétant*). Mais une fois ulcéré, l'épithélioma a une marche semblable dans tous les cas, en général rapide. La langue est successivement envahie de la pointe à la base et quelquefois d'un bord à l'autre. Le plus souvent cependant une moitié seule est prise, le plancher de la bouche est à son tour, intéressé puis les piliers du voile du palais; le malade peut à peine mouvoir sa langue, rend incessamment par la bouche une salive mêlée d'ichore fétide et ressent souvent des douleurs intolérables, surtout dans l'oreille correspondante. A cette période, on ressent sous la mâchoire, dans la région sous-mentale et dans la gouttière carotidienne, des ganglions lymphatiques, indurés, douloureux, ramollis et formant des ulcérations dont les caractères rappellent ceux de la tumeur elle-même. La santé générale, d'abord restée bonne, s'altère peu à peu, par suite d'une alimentation insuffisante et de l'absorption des matières putrides qui de la bouche tombent dans l'estomac ou dans le poumon (pneumonie gangreneuse) ; il survient aussi fréquemment des hémorrhagies qui affaiblissent encore le malade et hâtent sa fin, c'est la période cachectique, et le sujet succombe en général dans le cours de la deuxième année après le début de l'affection abandonnée à elle-même. En somme après la cachexie, les deux manières de mourir sont : l'hémorrhagie et la pneumonie.

Avant la période d'ulcération, on peut confondre l'épithélioma avec un syphilome lingual.

Diagnostic. — Les principaux éléments du diagnostic différentiel sont les suivants : L'épithélioma occupe le bord de la langue ou la partie voisine du bord et la gomme siège au centre. L'épithélioma est unique, la gomme est multiple (la gomme semble rembourrée de noisettes) ; de plus, le sujet syphilitique présente sur la peau ou sur le squelette d'autres stigmates. A la période d'ulcération, on peut confondre le cancroïde avec toutes les ulcérations de la langue, chancre, ulcération dentaire, ulcération gommeuse, ulcération tuberculeuse. Nous avons suffisamment insisté sur les caractères de ces diverses ulcérations pour ne plus avoir à y revenir. Les ulcérations dentaires disparaissent après l'ablation de la dent qui les a causées. Les ulcérations syphilitiques sont indolentes, multiples, et sont rapidement améliorées par le traitement spécifique.

Les ulcérations tuberculeuses ne présentent ni induration, ni végétations ; elles sont entourées d'un semis de granulations jaunâtres et sont en général accompagnées de tuberculose pulmonaire.

Traitement. — Il présente souvent de grandes

difficultés. Toutes les médications internes (chlorate de potasse, acide chromique, nitrate d'argent) ont échoué. Le seul traitement qu'il faille employer au début est le traitement antisyphilitique, qu'il faut mener rapidement, afin d'acquérir une certitude aussi tôt que possible. Il faut bien savoir que l'épithélioma de la langue est un de ceux qui récidivent le plus fatalement et le plus rapidement. Néanmoins on doit opérer l'épithélioma de la langue, mais pas toujours. Il ne faut opérer que si l'affection est limitée, c'est-à-dire si on est certain d'enlever complètement et au delà la totalité du mal. En somme, l'extirpation doit être précoce, hâtive et pratiquée largement, soit par la bouche, soit par des voies artificiellement créées.

# CHAPITRE IV

## MALADIES DES NERFS DE LA LANGUE

**Troubles des nerfs moteurs.** — On a signalé des contractures et des spasmes provoqués par des caries dentaires avec gingivite (observation de Mitchel), des paralysies et des atrophies dues à l'hystérie ou à l'ataxie locomotrice.

**Troubles des nerfs sensitifs.** — On a signalé des troubles de sensibilité générale (altération et perversion de la sensibilité générale et gustative).

**Névralgie linguale.** — Elle est caractérisée par des élancements douloureux partant d'un point toujours le même. Les malades sont persuadés qu'ils ont en cet endroit une ulcération ulcéreuse ou cancéreuse. Ces sujets sont avant tout des nerveux hystériques ou hypochondriaques, et leur ulcération est imaginaire.

Fournier a signalé la névralgie linguale d'origine

syphilitique, et Magitot a mentionné la forme rhumatismale de cette névralgie, où toute la masse musculaire est douloureuse.

## CHAPITRE V

### VICES DE CONFORMATION DE LA LANGUE

Les vices de conformation de la langue sont *acquis* ou *congénitaux*. Ce sont :

L'*absence de la langue* (supplices ou opérations chirurgicales).

Et les *adhérences vicieuses de la langue* (*ankyloglosse*) se faisant aux gencives ou au plancher buccal et consécutives soit à des traumatismes, soit à des ulcérations, quelquefois congénitales.

# SECTION VI. — MALADIES DE LA PAROTIDE ET DE LA RÉGION PAROTIDIENNE

## CHAPITRE PREMIER

### LÉSIONS TRAUMATIQUES DE LA PAROTIDE

Les traumatismes sont rares à la région parotidienne.

**Plaies.** — On y observe des plaies d'une certaine gravité, en raison de la blessure possible de vaisseaux et nerfs importants. Si les nombreuses artères de la loge parotidienne se trouvent sectionnées, on sera en présence d'une hémorrhagie immédiate souvent très abondante.

Traitement. — La compression est généralement insuffisante, et il faudra traiter par la ligature des deux bouts artériels dans la plaie ou par l'application d'une pince à forcipressure laissée vingt-quatre heures en place ; rarement on aura recours à la ligature à distance de la carotide externe ou de la carotide primitive, méthode d'ailleurs incertaine.

Dans le cas de blessure simultanée d'une artère et d'une veine, on pourrait observer la formation d'un anévrysme artérioso-veineux.

**Blessures.** — Dans le cas de blessure du tronc ou d'une des branches du facial, on observe une paralysie partielle ou totale de ce nerf, dont on pourra toujours essayer la suture.

Enfin la blessure de la glande parotide donnerait lieu à un écoulement de salive augmentant au moment des repas, dont la persistance constitue une fistule salivaire. La suture immédiate de la plaie permettrait d'éviter ce fâcheux accident.

# CHAPITRE II

## CORPS ÉTRANGERS ET CALCULS DE LA PAROTIDE

**Rétention salivaire.** — On observe dans le canal de la glande sous-maxillaire, plus fréquemment que dans celui de la parotide, en raison de l'étroitesse et de la situation du premier des corps étrangers toujours rigides et allongés (arête de poisson, poil de brosse à dents) ; ils donnent lieu à des phénomènes de rétention salivaire caractérisés par une sensibilité extrême et par une tuméfaction de la glande.

**Coliques salivaires.** — A la suite de changements dans la composition de la salive, notamment quand la matière organique qui maintenait dissous certains principes minéraux, normalement insolubles, diminue, on observe la production de calculs salivaires dans le canal de Sténon, plutôt que dans la glande.

Ils déterminent tantôt des phénomènes très douloureux (*coliques salivaires*) accompagnés de gonflement rapide du plancher buccal, tantôt la production d'un abcès de la joue qui les élimine et laisse une fistule.

Traitement. — Quand on est sûr de leur présence, et le cathétérisme est le meilleur moyen de s'en rendre compte, il faut les extraire, en débridant l'orifice du canal ou en incisant directement sur le calcul.

## CHAPITRE III

### LÉSIONS INFLAMMATOIRES OU PAROTIDITES

**Parotidite ourlienne. Oreillons.** — C'est une affection aiguë, spécifique, épidémique et contagieuse, qu'on pourrait appeler une *fièvre ourlienne.* Sa nature microbienne a été démontrée par Capitan et Charrin. Pour les uns, l'agent infectieux arriverait à la glande par la bouche et le canal de Sténon ; pour d'autres auteurs, l'écoulement continu de la salive par le canal de Sténon empêcherait l'agent infectieux d'aller de la bouche vers la glande, et celui-ci pénétrerait plutôt par les voies respiratoires ou digestives.

Causes. — La parotidite ourlienne atteint de préférence les jeunes sujets du sexe masculin; elle confère généralement l'immunité. Les épidémies s'observent surtout au printemps et en automne. Une température froide et humide semble favoriser son développement.

Symptômes. — Les oreillons débutent ordinairement par une douleur fixe, contusiforme, dans l'une des régions parotidiennes, généralement dans la région gauche. Celles-ci ne tardent pas à se tuméfier sous forme d'une saillie dont le point culminant est toujours au-devant de l'oreille. Les parties malades sont le siège d'un empâtement molasse, mais non œdémateux; elles sont recouvertes par des téguments lisses, luisants, incolores ou à peine rosés; enfin la palpation y réveille une douleur assez vive, surtout au niveau de l'articulation temporo-maxillaire, de l'apophyse mastoïde et de la glande sous-maxillaire, que le gonflement a rapidement gagné. Dans certains cas, surtout chez les enfants, aux phénomènes précédents se joignent des accidents généraux d'intensité variable, malaises, courbature, céphalalgie, fièvre.

Au bout de douze à vingt-quatre heures, la seconde parotide se prend et le facies du malade présente un aspect piriforme caractéristique (*cou proconsulaire*). A ce moment, les troubles fonctionnels sont à leur maximum (difficulté de la parole, de la déglutition, de la mastication, salivation assez marquée). Mais ces troubles transitoires diminuent dès le lendemain ou le surlendemain, puis disparaissent. En même temps, la fluxion parotidienne se dissipe et les phénomènes généraux cessent, l'affection ourlienne a duré sept à huit jours.

Néanmoins on peut observer certaines complications soit locales, soit à distance. Les complications locales peuvent tenir soit à l'exagération du gonflement parotidien qui gagne les joues, les paupières, le cou, et détermine dans ce cas des troubles mécaniques de la respiration, soit à la propagation de l'affection ourlienne produisant une angine, une stomatite, un coryza, un œdème de la glotte, et surtout une otite, soit enfin à la suppuration de la glande, qui est une complication exceptionnelle.

La plus fréquente des complications à distance est la fluxion testiculaire survenant d'ordinaire du cinquième au sixième jour, uniquement chez les sujets âgés de plus de douze ou treize ans.

Dans certains cas, son début est marqué par des phénomènes généraux graves en apparence, mais cessant rapidement avec l'apparition de l'orchite. Celle-ci est presque toujours unilatérale, rarement douloureuse, accompagnée quelquefois d'un léger suintement urétral. Le scrotum a un aspect rosé et luisant; le testicule, plus atteint que l'épididyme, est volumineux, pesant, modérément et uniformément induré. Après quatre à cinq jours, la fluxion testiculaire se termine par guérison, rarement par atrophie progressive du testicule.

Chez la femme, dans le décours des oreillons, on a observé certains faits de fluxion mammaire et de la bartholinite qu'on peut rapprocher de l'orchite ourlienne.

Mentionnons certaines complications rares du côté des glandes (prostate, glandes lacrymales, corps thyroïde), des séreuses (indopéricardite, arthralgie), du système nerveux (phénomènes cérébraux, troubles visuels et auditifs) et de plusieurs viscères (bronchite, albuminurie et broncho-pneumonie).

A côté des formes normales on peut décrire des formes anormales. Il en existe quatre principales: Ce sont les *oreillons unilatéraux et sous-maxillaires*, suffisamment définis par leur nom; les *oreillons frustes*, dans lesquels la maladie est représentée par une complication (orchite); enfin, les *oreillons hypertoxiques* (Karth), caractérisés par une intensité spéciale des caractères généraux (diarrhée, vomissements, albuminurie), se terminant cependant par la guérison.

Les formes normales se distingueront facilement d'une fluxion dentaire, d'une adénite, d'un phlegmon parotidien; il faudra dans les formes anormales faire plus attention, distinguer les oreillons unilatéraux d'une parotidite qui est plus exclusive aux états cachectiques et se termine par suppuration ; ne pas confondre les oreillons sous-maxillaires avec les affections aiguës de la partie supérieure du cou, ni l'orchite des oreillons frustes, avec l'orchite blennorrhagique, dont la cause et les caractères cliniques sont si différents.

En somme, l'affection ourlienne est bénigne, mais elle laisse à sa suite deux accidents graves, heureusement fort rares, l'atrophie testiculaire et la surdité.

Traitement. — Le traitement est prophylactique, il faut isoler le malade, ou curatif, on conseillera le repos, les onctions avec du baume tranquille, et l'application de ouate sur les parties malades.

**Parotidite phlegmoneuse.** — C'est l'inflammation suppurative de la glande, qui est très rarement primitive, d'origine traumatique; elle est ordinairement secondaire, consécutive à une lésion locale ou de voisinage (rétention et altération de la salive dans le canal de Sténon obstrué ou oblitéré, furoncle, anthrax, adénite parotidienne suppurée, arthrite temporo-maxillaire et surtout extension progressive d'une inflammation buccale), ou à une maladie générale (fièvres éruptives, typhoïde, puerpérale, pneumonie).

Anatomie pathologique. — Au point de vue anatomique, c'est un catarrhe purulent des culs-de-sac glandulaires et de leurs conduits excréteurs. Elle débute par des douleurs très vives, irradiées à la tempe, au cou, accrues par les mouvements des mâchoires, puis la région devient le siège d'un gonflement considérable, d'une rougeur et d'un œdème qui s'étendent aux parties voisines. Il y a de la constriction des mâchoires. En raison de la texture très serrée du stroma de la parotide, le pus se collecte très difficilement, reste longtemps à l'état d'infiltration de sorte qu'il n'existe pas de fluctuation véritable. Enfin, le pus arrive sous les téguments, les perfore et se fait jour à l'extérieur avec des gaz fétides et des détritus gangreneux. Dès le début, la fièvre est intense, l'état général grave.

Mais la guérison peut survenir en deux à quatre semaines; mais quelquefois le pus fuse vers les parties profondes, soit le conduit auditif en donnant une otite moyenne suppurée, soit vers la région pharyngienne, déterminant une variété spéciale d'abcès rétro-pharyngien, soit en bas sous le sterno-cléido-mastoïdien. Il peut ouvrir les vaisseaux et produire des hémorrhagies redoutables, produire des paralysies par ulcération du nerf facial. C'est dire que le phlegmon parotidien est grave, surtout dans le cours d'une affection générale. La parotidite phlegmoneuse se distingue des oreillons par ses conditions étiologiques, son siège unilatéral, la gravité de l'état général. Les adéno-phlegmons, inflammation des ganglions lymphatiques de la région parotidienne, seront facilement reconnus s'ils sont superficiels; les adénites parotidiennes profondes sont toujours confondues avec les parotidites.

Traitement. — Les applications de glace au début, puis les débridements hâtifs faits couche par couche parallèlement à la branche du maxillaire inférieur, constituent le traitement.

## CHAPITRE IV

### FISTULES SALIVAIRES

**Fistules parotidiennes.** — Elles sont consécutives à des plaies accidentelles ou opératoires de la glande, aux calculs ou aux abcès parotidiens. Elles sont situées au-dessous ou en arrière du lobule de l'oreille ou dans le sillon compris entre le bord antérieur du sterno-mastoïdien et la branche du maxillaire; en somme, dans tous les points de la région parotidienne.

Symptômes. — Elles sont caractérisées par l'écoulement de salive parotidienne augmentant pendant les repas, et qu'on peut rendre apparent en déposant un grain de sel ou une goutte de vinaigre sur la langue.

Traitement. — Elles sont en général faciles à guérir par une simple cautérisation ou même la seule compression.

**Fistules du canal de Sténon.** — Elles résultent de la division de ce canal par une plaie; un abcès consécutif à un corps étranger ou à un calcul peut les produire.

Symptômes. — Elles sont également caractérisées par l'écoulement de salive, beaucoup plus considérable que dans les fistules parotidiennes. Elles siègent à la joue et s'ouvrent soit au niveau du muscle buccinateur (fistule de la partie antérieure du conduit), soit au niveau du masséter (partie postérieure du conduit). Le stylet introduit par l'orifice de la fistule permet de reconnaître le trajet et une injection de liquide coloré pénètre dans la bouche.

Traitement. — Ces fistules n'ont aucune tendance à guérir spontanément et nécessitent toujours une intervention délicate. Les méthodes de traitement préconisées se proposent de fermer l'ouverture fistuleuse et de rétablir l'ancien canal, ou bien d'ouvrir une voie artificielle dans la cavité buccale, ou bien, en cas d'insuccès, de supprimer la sécrétion et d'atrophier la glande par la ligature du canal de Sténon en arrière de la fistule.

# CHAPITRE V

## TUMEURS DE LA PAROTIDE

### ARTICLE Ier. — TUMEURS CUTANÉES ET SOUS-CUTANÉES.

La peau et la couche sous-cutanée qui passent au-devant de la glande parotide présentent les mêmes affections que les autres parties du corps, sans caractère spécial (lipomes, kystes sébacés, angiomes, épithéliomas).

### ARTICLE II. — TUMEURS DE LA LOGE PAROTIDIENNE.

Il n'en est pas de même des tumeurs de la loge parotidienne, celles-ci sont *intra* ou *extra-aponévrotiques;* on peut le reconnaître par l'épaisseur des parties qui les recouvrent et par leur délimitation précise.

Les tumeurs de la loge parotidienne doivent être divisées en *gazeuses, liquides* et *solides.*

#### 1er. — *Tumeurs gazeuses.*

Tillaux rappelle l'histoire d'un souffleur de verre qui présentait une tumeur gazeuse développée aux dépens du canal de Sténon ; la tumeur était indolente, réductible à la pression du doigt, et se reproduisait sous l'influence des efforts du soufflage.

#### § 2. — *Tumeurs liquides.*

Les tumeurs liquides sont :

**Anévrysmes artériels ou artério-veineux.** — Ils sont fort rares, sans caractères spéciaux.

**Kystes.** — Ils sont relativement fréquents, constitués par une distension des culs-de-sac glandulaires et pouvant contenir de la salive ou des calculs. Cliniquement, ces kystes constituent des tumeurs lisses, régulières, de consistance absolument uniforme, fluctuantes et indolentes. Ils sont parfois purement séreux, mais ils contiennent ordinairement un liquide noirâtre, semblable à du café.

Ils affectent des sièges fort différents :

Les uns, superficiels, font relief sous la peau ; les autres, interstitiels, plutôt saillants du côté de la peau, d'une consistance plus difficile à apprécier, en raison de l'épaisseur de tissu glandulaire qui les recouvre.

Enfin, des kystes profonds développés sans doute aux dépens du prolongement pharyngien de la glande, d'un diagnostic obscur, sinon impossible, formant au niveau de l'amygdale une tumeur lisse et fluctuante, simulent un anévrysme de l'artère carotide interne.

Traitement. — On a conseillé d'ouvrir les kystes parotidiens par la bouche, de manière à ouvrir une fistule buccale ; on peut également faire la ponction, suivie d'une injection iodée, ou extirper la tumeur.

## § 3. — *Tumeurs solides.*

Les tumeurs solides de la région parotidiene sont encapsulées, mobiles sous les parties sous-jacentes : tels l'*adénome*, le *sarcome*, le *chondrome*, le *myxome*, le *lymphome :* ou bien elles ne sont pas encapsulées, mais adhérentes et fusionnées avec le tissu ambiant : tels le *carcinome*, le *lipome profond* et l'*angiome*. Les premières sont ordinairement bénignes ; les secondes, malignes.

Dans l'examen d'une tumeur parotidienne, trois problèmes sont à résoudre suivant la nature de la tumeur.

1° Si elle est gazeuse, elle sera reconnue de suite à

la sonorité et sa réductibilité avec gargouillement.

2° Si elle est liquide, on obtiendra de la fluctuation, et dans ce cas elle pourra contenir du pus, si nous avons affaire à un abcès froid développé dans un des ganglions de la loge, consécutif à une affection de l'oreille, de l'articulation temporo-maxillaire. Elle peut contenir du sang; dans ce cas, il existe des signes d'anévrysmes, battements, souffles. Enfin, le kyste peut renfermer de la sérosité ou un liquide séro-sanguinolent; s'il est assez saillant à la surface des téguments, il faut rechercher la transparence à l'aide du stéthoscope ou faire la ponction exploratrice.

3° Si la tumeur n'est pas fluctuante, c'est qu'elle est solide; pour voir si elle appartient au groupe des tumeurs encapsulées, nous recherchons si la peau et la couche sous-cutanée glissent rapidement à sa surface, puis relâchant complètement le sterno-cléido-mastoïdien, nous imprimons à la tumeur des mouvements en tous sens et nous voyons si elle se déplace ; dans ce cas, la tumeur est encapsulée, nous avons affaire à un adénome, à un myxome ou à un chondrome.

**Adénome.** — L'adénome est lisse, régulier, résistant, à développement très lent de cinq à six ans en moyenne.

**Sarcome.** — Le sarcome présente une marche plus rapide, une consistance inégale, molle dans certains points, plus ferme dans d'autres. Ayant une marche lente au début, il s'accroît brusquement au bout d'un certain temps sans cause connue ou sous l'influence d'une irritation quelconque, comprime les vaisseaux, d'où dilatation des veines de la face ; le nerf temporal superficiel, d'où accès névralgiforme ; le facial, d'où hémiplégie faciale ; la portion cartilagineuse du conduit auditif externe, d'où bourdonnement et surdité. La peau, sillonnée de grosses veines, s'amincit, s'ulcère, donne passage à des bourgeons fongueux fournissant un pus fétide ; mais les ganglions ne sont pas atteints et la santé générale s'altère à la longue, la mort survient par septicémie ou hémorrhagie. La récidive sur place est habituelle.

**Chondrome.** — C'est une tumeur irrégulière, inégale, bosselée, d'aspect mural, elle est dure au toucher. Quand on appuie la tumeur contre l'os, pendant que le malade ouvre et ferme la bouche, elle produit un bruit de frottement par suite de son choc contre le maxillaire.

**Carcinome.** — Quand la tumeur n'est pas mobile sur les couches profondes, elle fait corps avec la parotide, elle pointe du côté de la peau, suivant une bonne comparaison, comme une tête de brioche, mais elle ne forme pas une saillie nettement limitée à son pourtour, bien circonscrite, elle ne se détache pas de la région ; en un mot, elle n'est pas encapsulée, c'est-à-dire que ses éléments constitutifs se fusionnent avec les éléments voisins sans interposition d'aucune couche celluleuse qui les sépare et les isole. Il s'agit alors à peu près certainement d'un carcinome. La tumeur carcinomateuse est très dure, bosselée, irrégulière, produisant par son envahissement des douleurs vives, des troubles de l'audition, de la gêne des mouvements du cou, de la mastication, quelquefois de la paralysie faciale ; rapidement on voit survenir l'engorgement ganglionnaire et la cachexie. Quand la tumeur s'est ulcérée, la peau est envahie et détruite par la néoplasie, l'ulcère est taillé à pic, son fond est couvert de végétations fongueuses, très facilement saignantes et sécrétant abondamment un ichor fétide.

Nous citerons pour mémoire, parmi les tumeurs

encapsulées, une variété extrêmement rare de lipome profond, naissant au sein d'une couche celluleuse, située dans le fond de la cavité parotidienne, entre la glande et l'apophyse styloïde.

Traitement. — Une fois que la nature de la tumeur et ses connexions avec la parotide, avec l'artère carotide externe, avec le nerf facial, avec le pharynx, ont été reconnues la principale indication du traitement est d'extirper toute tumeur de la parotide, même lorsqu'elle est peu avancée et ne gêne aucunement le malade.

L'opération, facile pour les tumeurs petites, circonscrites, mobiles, devient dangereuse dans les cas de néoplasies diffuses, infiltrées, en raison des risques d'hémorrhagie et d'hémiplégie faciale.

L'intervention est contre-indiquée quand la dégénérescence a dépassé les limites de la glande et qu'elle a envahi les organes voisins. Elle peut l'être par l'étendue des adénopathies et par l'état général du sujet.

# SECTION VII. — MALADIES DU PLANCHER BUCCAL ET DES GLANDES SOUS-MAXILLAIRES ET SUBLINGUALES

## CHAPITRE PREMIER

### LÉSIONS TRAUMATIQUES

**Plaies du plancher buccal.** — Le plancher buccal peut être atteint par un instrument pénétrant dans la région sus-hyoïdienne ou par la bouche.

Les plaies donnent facilement naissance à des phénomènes inflammatoires, dont l'apparition s'explique facilement par la septicité du milieu buccal.

**Lésions traumatiques des glandes sous-maxillaires et sub-linguales.** — Elles sont très rares, ces organes étant protégés par le maxillaire inférieur contre les violences extérieures.

# CHAPITRE II

## LÉSIONS INFLAMMATOIRES

Les lésions inflammatoires des glandes sous-maxillaires et sublinguales ne sont guère communes et sont mal connues.

**Phlegmons.** — On observe dans le plancher buccal des phlegmons circonscrits et des phlegmons diffus, indépendants des glandes salivaires.

Les phlegmons circonscrits résultent de la propagation d'une inflammation de voisinage (périostite de la face interne du maxillaire, souvent liée à l'évolution vicieuse d'une dent de sagesse) ; quelquefois il s'agit d'un adéno-phlegmon des ganglions du plancher de la bouche. Ils donnent lieu à un œdème considérable du plancher buccal et de la région sus-hyoïdienne (1); la langue est tuméfiée et soulevée vers le voile du palais, la déglutition est difficile, la voix altérée, la respiration gênée. Ils se terminent rarement par la résolution et fréquemment par un abcès, que l'on devra ouvrir à l'aide d'une incision petite, médiane et verticale, située un peu au-dessous du menton, qui permettra à une sonde cannelée, enfoncée très profondément, d'aller à la recherche de l'abcès.

Le phlegmon diffus du plancher de la bouche a été quelquefois décrit sous les noms d'*angine sous-*

(1) *De la fluxion sublinguale.* Communication à la Société d'odontologie, juillet 1893.

*maxillaire infectieuse*, d'*angine de Ludwig*. Ces termes ont servi à désigner d'un même nom des affections très différentes (ostéo-périostite et adéno-phlegmon d'origine dentaire, phlegmon consécutif à des angines, etc., etc.), toutes caractérisées au point de vue anatomique par l'inflammation gangreneuse du tissu cellulaire profond de la région sus-hyoïdienne et du plancher buccal, en particulier du tissu sous-jacent à la sangle du mylo-hyoïdien. On l'observe de préférence chez les adultes masculins de vingt à trente ans.

Symptomes. — A la suite d'un refroidissement, au déclin d'une angine, d'une amygdalite légère, après des douleurs de dents, quelquefois sans cause appréciable, le malade est pris d'un peu de fièvre, la déglutition est gênée légèrement ; en même temps ou peu après, la région sous-maxillaire devient le siège d'une tuméfaction assez considérable qui en deux ou trois jours augmente d'une façon notable. A ce moment, le malade vient consulter le chirurgien, la tête est roide, un peu penchée en avant et du côté enflammé; la tuméfaction descend jusqu'au niveau du cartilage thyroïde, quelquefois plus bas. La peau du cou est rosée et même rouge, la bouche est entr'ouverte et laisse la salive s'écouler au dehors. Palpant la région, nous obtiendrons une sensation d'empâtement dur comme du bois, sans fluctuation. Si l'on essaye de faire ouvrir la bouche au malade, ce qui est quelquefois difficile, en raison du trismus, on aperçoit, dans l'intervalle des dents, la langue légèrement tuméfiée, refoulée en haut. Le plancher buccal est saillant et forme un bourrelet rouge violacé à la face interne du maxillaire inférieur; en même temps on observe des troubles du côté de la déglutition, de la voix et de la respiration.

Les signes généraux sont très marqués : il y a de

la fièvre vive, 40°, une teinte subictérique des conjonctives, de l'albuminurie, en un mot tous les signes d'un état infectieux grave. En présence de ce tableau clinique, on ne peut guère confondre l'angine de Ludwig qu'avec un abcès sous-lingual ou avec une ostéo-myélite aiguë du maxillaire inférieur.

**Abcès sous-lingual.** — Quoiqu'il y ait certains phénomènes généraux moins marqués, un palper minutieux permet de trouver au lieu de l'empâtement œdémateux, un point plus induré, plus douloureux. Enfin l'incision ouvre un feuillet quelquefois très petit, et cette ouverture est suivie d'un amendement presque immédiat des symptômes.

**Ostéomyélite aiguë du maxillaire inférieur.** — La tuméfaction occupe moins franchement la région sus-hyoïdienne, elle s'étend au-dessus du bord du maxillaire et forme plus rapidement un abcès collecté.

Si on l'abandonne à elle-même, elle se termine par la mort, en général soit par asphyxie par suite de l'extension de la région vers l'orifice supérieur du larynx, tantôt par septicémie. C'est donc une affection d'un pronostic grave.

L'agent infectieux, s'il existe, est encore inconnu ; il pénétrerait le plus souvent au niveau d'une dent cariée, d'une fissure de la commissure labiale, d'une ulcération aphteuse ou herpétique. Il peut aussi pénétrer par le canal de Wharton.

Traitement. — On peut enrayer la marche de l'angine de Ludwig par un traitement chirurgical énergique.

Le traitement consiste à pratiquer une ou plusieurs incisions. En général, elles ne donnent pas issue au pus, qui n'est collecté en aucun point, mais infiltré dans les tissus. De plus, il faut faire une soigneuse antisepsie buccale, prescrire les toniques à l'intérieur.

# CHAPITRE III

## PHLEGMONS SOUS-MAXILLAIRES

Sous ce nom, on range plusieurs phlegmons différant de siège et de nature. Ils ont pour siège tantôt la glande salivaire à la suite d'une diphtérie, d'une scarlatine, des oreillons ou de calculs, tantôt les ganglions voisins de la langue, compris dans sa gaine; ce sont les adéno-phlegmons consécutifs aux lésions de la face, de la bouche et des amygdales, tantôt le chapelet ganglionnaire rétro-maxillaire (phlegmons sous-lingual, sous-angulo-maxillaire); ce sont ceux qui sont liés à l'évolution vicieuse de la dent de sagesse.

**Adéno-phlegmons.** — Causes. — L'adéno-phlegmon sous-maxillaire survient en général chez un jeune homme ou chez un adulte de quarante à quarante-cinq ans, à la suite de lésions de la face, de la bouche, d'une amygdalite, ou plus fréquemment encore à la suite de l'avulsion d'une dent.

Symptomes. — On voit survenir au-dessous de la branche horizontale du maxillaire, une tuméfaction s'étendant d'arrière en avant du muscle sterno-cléido-mastoïdien jusqu'à une faible distance de la symphyse mentonnière.

A ce niveau, la peau d'abord normale devient rouge et luisante. En bas, la tuméfaction ne dépasse guère le niveau de l'os hyoïde, faisant disparaître le sillon cervico-maxillaire. Au palper, cette tuméfaction est dure, quelquefois ligneuse et mal limitée.

En même temps apparaissent quelques symptômes généraux peu intenses : un peu de fièvre, de l'inappétence, la mastication est difficile, la déglutition douloureuse, la salivation est abondante, quelquefois on observe un peu de trismus.

Le phlegmon sous-maxillaire ainsi constitué peut s'ouvrir à l'intérieur ou à l'extérieur. S'il s'ouvre à l'extérieur, la peau rougit de plus en plus. Au bout de cinq à six jours, la tuméfaction se ramollit, un foyer purulent ne tarde pas à se former, traduisant sa présence par de l'œdème, une douleur vive par la pression en un point fixe, puis par la fluctuation toujours assez profonde, facile à percevoir avec un peu d'attention. Si l'évolution se fait à l'intérieur, le pus traverse le feuillet profond de la loge sous-maxillaire, fait saillie sous le plancher buccal et refoule la base de la langue. La tuméfaction gagne les régions péri-laryngiennes, les replis ary-épiglottiques. et détermine du côté de la respiration et de la phonation, des troubles fort graves qui ont pu provoquer la mort par suffocation.

**Phlegmon sous-angulo maxillaire.** — Une variété intéressante d'abcès de cette région est l'adéno-phlegmon, que Chassaignac a appelé *sous-angulo-maxillaire;* il occupe la partie la plus reculée de la loge sus-hyoïdienne latérale et paraît fixé sous l'angle de la mâchoire. Il est dû le plus souvent à une éruption laborieuse de la dent de sagesse ou à un travail ulcératif de la portion de la gencive interposée entre l'apophyse coronoïde et le collet de la dernière grosse molaire.

SYMPTOMES. — Il est caractérisé par des symptômes analogues au précédent, mais la mastication, la déglutition, la phonation sont plus sérieusement entravées, le trismus paraît être un accident à la fois précoce et constant.

**Suppurations cervicales consécutives à l'actynomycose.** — On sait que cette maladie infectieuse est caractérisée par la présence d'un champignon habitant la cavité buccale, les cryptes amygdaliennes et les dents cariées surtout.

Ce champignon envahit de préférence le maxillaire inférieur et y détermine des tumeurs inflammatoires qui suppurent dans certaines conditions encore mal établies, mais il peut ainsi pénétrer par la voie lymphatique, atteindre les ganglions sous-maxillaires et former des adéno-phlegmons rarement uniques et circonscrits, plutôt multiples et envahissants et ayant une marche chronique, plutôt qu'une allure aiguë. D'abord durs, ils se ramollissent et s'ouvrent dans la bouche ou à la région sous-hyoïdienne, ils ne renferment pas toujours du pus, mais des grumeaux jaunâtres, adhérents à la paroi et contenant les actinomycètes.

Diagnostic. — On doit faire le diagnostic différentiel d'un adéno-phlegmon sous-maxillaire, avec l'ostéo-périostite du maxillaire inférieur. Les deux affections reconnaissent d'ailleurs la même cause habituelle et la première peut succéder à la seconde. Il y a néanmoins un grand intérêt à les distinguer, car la marche et le pronostic en sont tout différents. Les caractères suivants, indiqués par Tillaux, sont pathognomoniques : « La tuméfaction dans l'ostéo-périostite répond au corps et au bord inférieur de la mâchoire et siège au-dessous de cet os dans l'adéno-phlegmon. La tuméfaction n'étant pas bien limitée empiète sans doute sur les deux régions, mais dans le premier cas son maximum est à la face et se porte vers la joue. Dans le second, le maximum répond au cou. Dans l'adéno-phlegmon le vestibule de la bouche est libre. Dans l'ostéo-périostite, il est douloureux au toucher; de plus, il est tuméfié et présente quelquefois de la tuméfaction. Le phlegmon sus-hyoïdien se distinguera par son point de départ facilement appréciable et son siège sur la ligne médiane; les fusées vers le creux sous-maxillaires ne sont jamais que consécutives. »

Les microorganismes rencontrés dans les collections purulentes sont variables. En dehors des agents habituels de la suppuration, on peut y trouver le bacille de la fièvre typhoïde, les diplocoques encapsulés de la pneumonie. Dans le pus de plusieurs adéno-phlegmons sous-maxillaires consécutifs à des caries dentaires, Verneuil et Clado ont trouvé des spirilles de la salive. Ces microbes pénètrent tantôt par la voie lymphatique, tantôt par la voie salivaire, tantôt par la voie sanguine.

Traitement. — Il faut traiter l'adéno-phlegmon sous-maxillaire par une incision parallèle au bord inférieur du maxillaire, à deux centimètres environ au-dessous de lui. On assurera l'écoulement du pus par un drainage et on appliquera un pansement antiseptique.

# CHAPITRE IV

## TUMEURS DU PLANCHER DE LA BOUCHE

Les tumeurs ayant pour point de départ les glandes salivaires ont déjà été étudiées (p. 202 et suiv.). Nous étudierons ici les kystes non salivaires ; ce sont :

**Kystes dermoïdes.** — Le maxillaire inférieur est primitivement formé de deux moitiés qui se soudent de bonne heure sur la ligne médiane pour former la symphyse du menton. Chez certains sujets, au moment de la fermeture, il se produit un pincement du feuillet corné de l'embryon, donnant plus tard naissance à la production d'un kyste dermoïde.

Les signes qui permettent de reconnaître cette variété de kyste sont les suivants : la tumeur est molle, pâteuse, sans aucune rénitence, se laissant déprimer comme si elle contenait du mastic de vitrier. Elle est absolument indolente et n'occasionne que de la gêne; elle est congénitale ou du moins remonte aux premières années de la vie.

Traitement. — Il consiste à faire l'extirpation complète du kyste, faite par la voie cutanée.

**Kystes séreux.** — Les uns congénitaux, analogues à ceux du cou ; les autres acquis, dus probablement à une hydropisie de la bourse séreuse de Fleischmann et distincts de la grenouillette par la nature séreuse de leur contenu et leur indépendance des glandes salivaires.

**Kystes sanguins ou séro-sanguins (grenouillette sanguine de Dolbeau).** — Congénitaux, développés aux dépens d'une tumeur érectile, dans laquelle les parois vasculaires se sont dilatées ou rompues, violacés, réductibles, augmentant de volume pendant les cris et les efforts, s'enflammant quelquefois.

**Kystes hydatiques.** — Ils sont extrêmement rares.

**Lipomes.** — Ils tendent à se développer du côté du cou plutôt que vers la bouche.

**Épithéliomas.** — Ils surviennent, à l'âge de cinquante à soixante ans, presque exclusivement chez l'homme. Ils débutent en général par une ulcération très superficielle, occupant le frein et les côtés du frein. Ils s'étendent peu à peu en largeur et en profondeur, gagnent la glande sublinguale, la face inférieure de la langue, atteignent le périoste et la mâchoire et finisse par attaquer l'os lui-même. Les mouvements de la langue sont entravés, il s'écoule incessamment par la bouche une sanie putride, composée d'un mélange de salive et de pus, et le malade est en proie à de violentes douleurs. Les ganglions sus-hyoïdiens médians sont envahis. La marche est beaucoup plus rapide que celle de l'épithélioma lingual et la récidive presque constante.

TRAITEMENT. — Il faut, lorsqu'on intervient, faire des opérations larges et même réséquer une étendue plus ou moins grande du maxillaire inférieur.

**Tumeurs néoplasiques.** — Autrefois on niait les tumeurs néoplasiques des glandes sous-maxillaires et sublinguales; on connaît aujourd'hui l'adénome, le sarcome, le chondrome et l'épithélioma. Ces tumeurs sont extrêmement rares.

# CHAPITRE V

## GRENOUILLETTES

Les anciens auteurs désignaient sous le nom de *grenouillette* une tumeur quelconque du plancher de la bouche. Cette dénomination serait due soit à la ressemblance de ces tumeurs avec le ventre d'une grenouille, soit aux altérations de la voix des sujets qui en sont porteurs. Les auteurs modernes réservaient cette dénomination aux seules tumeurs kystiques. Avec Hartmann (1), nous restreindrons encore plus la compréhension du terme *grenouillette*, en ne décrivant sous ce nom que les tumeurs liquides et enkystées d'origine salivaire.

### ARTICLE Ier. — GRENOUILLETTE AIGUË DES AUTEURS CLASSIQUES.

Sa nature est des plus discutées et elle est très différente de la vraie grenouillette. Elle est caractérisée par un syndrome clinique alarmant. Un sujet en pleine santé, nullement gêné du côté de la bouche, est pris brusquement, sans cause apprécia-

(1) Hartmann, *in* Duplay et Reclus, *Traité de Chirurgie.*

ble, d'une violente douleur linguale ; la langue tuméfiée se trouve refoulée vers le palais, d'où gène de la déglutition et de la phonation, phénomènes d'asphyxie. S'agit-il d'une fluxion inflammatoire passagère (Dolbeau), d'un simple œdème sous-muqueux (Le Fort et Duplay) ou d'une rupture du canal de Wharton, suivie de l'irruption de la salive dans la bourse muqueuse du génio-glosse de Fleischmann, la question n'est pas encore résolue d'une façon certaine.

## Article II. — Grenouillette vraie.

Elle présente trois variétés : la *grenouillette congénitale*, la *grenouillette vulgaire* ou *sublinguale*, la *grenouillette sus-hyoïdienne*.

**Grenouillette congénitale.** — Elle est extrêmement rare et due en général à une oblitération congénitale de l'ostium ombilical avec rétro-dilatation du canal de Wharton.

**Grenouillette sublinguale.** — Causes. — Elle est plus fréquente chez la femme adulte ; elle a des causes immédiates assez mal connues. On a incriminé certaines professions (avocats, chanteurs), les affections de la muqueuse buccale (stomatite ulcéreuse), le spasme des canaux excréteurs, en un mot toutes les causes pouvant produire l'oblitération des orifices excréteurs des glandes sublinguales.

Symptômes. — Le début est en général insidieux et c'est par hasard que le malade s'aperçoit de sa tumeur. Celle-ci, nettement circonscrite, est située sur le plancher buccal, à droite ou à gauche du frein ; quelquefois elle empiète sur la ligne médiane passant au-dessous du frein, qui détermine alors un sillon sur sa partie antérieure; elle est arrondie, d'un blanc bleuâtre, transparente et de volume variable d'un œuf de pigeon à un œuf de poule (fig. 27).

Après avoir fixé la région sous-maxillaire en la soutenant extérieurement, on peut facilement constater que la tumeur est fluctuante ou tout au moins rénitente. Elle se tend pendant l'effort, cause de l'embarras de la parole, modifiant la voix, qui prend un caractère de coassement tout spécial, gène la mastication, la déglutition, la respiration, en refoulant la langue en haut et en arrière. La tumeur se rompt quand elle a acquis un certain volume, mais l'ouverture se referme et elle se remplit à nouveau. Dans quelques cas exceptionnels, elle s'enflamme et produit un abcès qui s'ouvre dans la bouche.

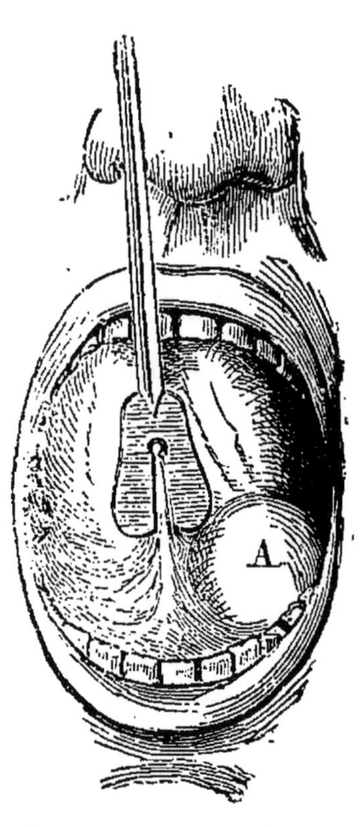

Fig. 27. — Grenouillette.

Le contenu de la poche est un liquide blanc jaunâtre, épais et filant comme du blanc d'œuf. L'analyse chimique y fait découvrir les principaux caractères de la salive. Il en diffère cependant par la présence d'une quantité notable de mucine et d'albumine, par la non-existence du ferment qui transforme l'amidon en sucre, et par l'absence de sulfocyanure de potassium. La paroi, d'ordinaire mince, adhère peu à la muqueuse, beaucoup aux parties profondes. Au microscope, elle apparaît constituée par une tunique fibro-élastique doublée d'une rangée de cellules prismatiques à noyaux. Dans son épaisseur, Suzanne (de Bordeaux) a trouvé des lobules glandulaires atrophiés et en voie d'altération muqueuse, et même des cavités kystiques remplies de matières muqueuses, derniers vestiges des lobules détruits.

ANATOMIE PATHOLOGIQUE. — Pour Cornil et Ranvier, la grenouillette est un kyste de la glande de Blandin, mais c'est exceptionnel. Les grenouillettes vulgaires sont développées aux dépens des glandules sublinguales : il se formerait un kyste par rétention, dû à une inflammation chronique avec sclérose du tissu conjonctif qui entoure les conduits glandulaires. Cette hypothèse, universellement acceptée il y a quelques années, commence à être combattue. On tend à admettre aujourd'hui un processus analogue à la formation des kystes de l'ovaire. Les éléments glandulaires seraient détruits par dégénérescence muqueuse, le tissu fibreux séparant les alvéoles se transformerait en une matière hyaline et réfringente, d'où formation de pseudo-cavités kystiques, et par fusion de plusieurs de ces cavités, une véritable poche kystique serait constituée.

DIAGNOSTIC. — Les grenouillettes se distinguent des autres tumeurs enkystées du plancher de la bouche, par leur forme, leur transparence, la fluctuation, et surtout la ponction exploratrice qui donne issue à un liquide clair et visqueux.

Le pronostic est sans gravité, les récidives sont fréquentes.

TRAITEMENT. — Il consiste dans la ponction du kyste, suivie d'injection d'une ou deux gouttes de chlorure de zinc déliquescent ; l'excision de la poche suivie de la cautérisation de sa surface interne par le nitrate d'argent ; l'extirpation totale (Monod).

**Grenouillette sus-hyoïdienne.** — La grenouillette sus-hyoïdienne, qui n'est étudiée que depuis un petit nombre d'années (Delens), survient à la période moyenne de la vie, dans les deux sexes, avec la même fréquence.

Elle présente deux variétés : Dans l'une le kyste est limité à la région sus-hyoïdienne et se développe aux dépens de la glande sous-maxillaire. Dans l'autre, en même temps que ce premier kyste, existe une grenouillette sublinguale commune. Tantôt celle-ci s'est formée par le mécanisme ordinaire, mais a pris un accroissement insolite et est venue faire saillie à la région sus-hyoïdienne à travers un interstice musculaire du plancher buccal. Tantôt les deux kystes se sont formés isolément, le sublingual aux dépens du canal de Bartholin, le sus-hyoïdien aux dépens du lobule accessoire de la glande sous-maxillaire. Le plus souvent, ils communiquent entre eux par une érosion accidentelle. Dans la région sus-hyoïdienne, sous la branche horizontale des maxillaires, on sent une tuméfaction molle, et simultanément il existe d'habitude sous la langue une tumeur dont la pression fait augmenter le volume de la première. Cette tuméfaction est mal limitée, molle, fluctuante, toujours latérale au début, mais arrivant en se développant à dépasser la ligne médiane. La marche est très lente, tandis que la tumeur sus-hyoïdienne s'accroît régulièrement et lentement; la tumeur sublinguale, lorsqu'elle existe, peut présenter des variations de volume temporaires.

La grenouillette sus-hyoïdienne ne détermine guère de signes fonctionnels, même si elle atteint un volume considérable ; elle détermine une difformité assez notable.

Traitement. — Pour la traiter, il faut enlever la poche kystique par la voie cutanée. S'il existe en même temps une grenouillette sublinguale, il faut la traiter d'abord par les moyens habituels et utiliser l'orifice de communication pour faire des injections dans la poche sus-hyoïdienne.

# SECTION VIII. — MALADIES DES MACHOIRES

## CHAPITRE PREMIER

### LÉSIONS TRAUMATIQUES

**Fractures de la mâchoire supérieure.** — Malgré son siège superficiel et ses parois peu épaisses, les fractures du maxillaire supérieur sont rares, car l'os est protégé par la saillie du nez, de l'os malaire et du menton.

Causes. — Elles sont le plus souvent la conséquence d'un choc direct (chute sur un corps dur et anguleux, coup de pied de cheval, coup de poing, choc produit par une pierre lancée) ; les fractures par projectiles rentrent dans ce groupe. Dans d'autres cas, la cause de la fracture est indirecte (chute ou coup violent exercé sur le menton, la voûte crânienne ou sur les deux à la fois). Le maxillaire inférieur, résistant au choc, frappe sur le supérieur comme sur une enclume et le sépare de ses connexions.

On distingue plusieurs variétés de fractures du maxillaire supérieur.

Les unes sont consécutives à un choc direct ou à l'extraction d'une dent et sont limitées au bord alvéolaire. L'apophyse montante est facilement atteinte par les traumatismes portant sur la racine du nez. La voûte palatine est parfois enfoncée soit par un projectile, soit par un corps pointu pénétrant dans la bouche; le sinus maxillaire peut présenter aussi des fractures par perforation. Toutes ces fractures constituent une première variété, elles ne portent que sur un point limité de l'os.

Une deuxième variété comprend les fractures qui atteignent une portion notable du maxillaire. Ex. : l'enfoncement des tissus par cause indirecte ou par un choc sur l'os malaire.

Dans une troisième variété se rangent les fractures étendues dans la totalité du maxillaire. Quelquefois dans les grands traumatismes les deux maxillaires sont séparés l'un de l'autre; enfin, on observe des fractures comminutives, produites par des projectiles de guerre, ou par l'expansion de la poudre dans la cavité buccale.

Symptômes. — Les symptômes principaux des fractures de la mâchoire sont le gonflement, l'ecchymose de la peau et des muqueuses buccales et conjonctivales, l'écoulement du sang par le nez et par la bouche, de la douleur à la pression, le déplacement, la déformation, la mobilité anormale et la crépitation. Quelquefois ces symptômes manquent, il s'agit alors soit d'une fracture transversale du corps, soit d'une fracture du sinus. Dans le premier cas, le doigt porté dans la bouche sur l'apophyse ptérygoïde produit de la douleur et de la mobilité (Alphonse Guérin). Dans le second cas, on constate de l'emphysème sous-cutané de la joue et, par suite de la déchirure du nerf sous-orbitaire, de l'anesthésie de la joue, de l'aile du nez et de la lèvre supérieure. Une complication rare des fractures du maxillaire est la commotion cérébrale, car la violence du choc s'épuise en partie au niveau de la solution de continuité et les accidents cérébraux sont moins à craindre. On observe plus fréquemment, surtout dans les blessures par armes à feu, la présence d'un corps étranger. Nous n'insisterons pas sur les troubles fonctionnels occasionnés par les fractures du maxillaire supérieur. Il est évident que la mastication, la déglutition, la phonation sont plus ou moins gênées.

Pronostic. — Le pronostic est subordonné à la gravité et à l'étendue des complications. Les fractures sans plaie ont ordinairement des suites simples et se consolident rapidement. On a quelquefois observé, à leur suite, de la déformation, du rétrécissement des voies lacrymales et des névralgies sous-orbitaires. Les fractures avec plaie peuvent être graves par le fait des lésions concomitantes et par suite de l'étendue des désordres. Elles peuvent suppurer et produire des phénomènes septicémiques, qui sont toutefois plus rares au maxillaire supérieur qu'au maxillaire inférieur.

Traitement. — L'immobilité des mâchoires suffit à la réparation dans les fractures sans déplacement.

Dans les fractures avec déplacement, on réduit les fragments par des pressions appropriées sur la joue, dans la bouche, et on les maintient par un bandage en forme de fronde soutenant le maxillaire inférieur, de manière que les dents de cette mâchoire fournissent un point d'appui aux fragments du maxillaire supérieur. Dans quelques cas même, il faudra avoir recours à des moyens spéciaux (moule en gutta-percha, appareil de de Græfe, ligature métallique en rouleau autour des dents).

**Fractures de la mâchoire inférieure.** — Les fractures du maxillaire inférieur, quoique plus communes que celles de la mâchoire supérieure, sont rares, à cause de la mobilité de l'os de haut en bas et de la mobilité de la tête sur la colonne vertébrale, qui lui permet de fuir devant les violences extérieures, et à cause de l'instinct de préservation qui porte tout individu de se protéger la face à l'aide du bras et de l'étendre en cas de chute.

Causes. — Rares chez l'enfant, plus communes chez l'adulte et le vieillard, elles résultent soit de causes directes (coups, chute sur un point de l'os), soit de causes indirectes qui agissent en redressant la courbure de la mâchoire inférieure, c'est ce qui a lieu pour la déflagration d'un coup de feu tiré dans la bouche, ou en diminuant le diamètre de la courbure de la mâchoire. Quand un corps pesant (roue de voiture ou tonneau), presse sur un côté du maxillaire quand l'autre repose sur le sol, la fracture peut porter sur le corps, sur les branches, sur le col du condyle, sur l'apophyse coronoïde.

La fracture du corps peut être *complète* et siéger au niveau de la symphyse du menton ou occuper les parties latérales du corps de l'os, habituellement la région voisine du trou mentonnier, de manière à aboutir entre la seconde incisive et la canine.

Enfin, elle peut être *multiple*, de manière à isoler un fragment médian entre deux traits de fracture siégeant l'un à droite et l'autre à gauche. Les fractures partielles du corps de la mâchoire portent sur le bord alvéolaire et sont constituées soit par l'avulsion d'une paroi d'alvéole, soit par une lésion étendue à plusieurs alvéoles. Les fractures des branches ont des directions variées: celles des condyles siègent en général sur la partie la plus mince du col ; enfin, les fractures de l'apophyse coronoïde, très rares, ont une direction horizontale.

Symptômes. — Ils varient avec le siège de la fracture.

*Fractures du corps.* — Rarement médianes et symphysaires, quelquefois bilatérales ou comminutives, elles sont ordinairement latérales et obliques en bas et en arrière, avec un fragment antérieur taillé en biseau au niveau de la face externe. Aussi ce fragment est-il attiré en bas par les muscles abaisseurs de la mâchoire, tandis que le postérieur est attiré en haut par des muscles élévateurs, d'où résulte une asymétrie apparente des arcades dentaires. Elles s'accompagnent donc presque toujours d'un déplacement très marqué des fragments dans le sens vertical et dans le sens antéro-postérieur, ce dont on se rend compte surtout en examinant le niveau des dents de chaque côté du trait de la fracture. En saisissant chaque fragment avec une main, on imprime facilement de la mobilité anormale et de la crépitation. La mobilité peut être nulle ou très marquée, suivant que le périoste ou la gencive ont été ou non divisés. Le malade ressent une douleur plus ou moins vive, accrue par la pression, les mouvements de la mâchoire. Il se produit un écoulement abondant de salive, quelquefois une ecchymose, une hémorrhagie buccale quand la muqueuse est déchirée. La mastication, la déglutition et la parole sont gênées.

*Fractures des branches.* — Il n'y a pas de déplacement, parce que les muscles masséter et ptérygoïdien interne maintiennent les fragments. Le diagnostic s'établit d'après la douleur ressentie par le malade, d'après celle que provoquent la pression sur la face externe de la branche montante, la pression sur la face interne par l'intérieur de la bouche ; on cherche la crépitation et la mobilité anormale en imprimant des mouvements à l'angle de la mâchoire ou en comprimant les deux angles de l'os comme si on voulait les rapprocher. Dans les fractures de l'apophyse coronoïde entraînée en haut par le muscle temporal, le doigt porté au fond de la bouche constate de la douleur, de la mobilité anormale et l'écartement des fragments. Dans les fractures du col du condyle entraîné en avant et en dedans par le ptérygoïdien externe, on constate au-devant du conduit auditif une dépression, une ecchymose, une douleur à la pression et pendant les mouvements. Quant à la crépitation, on peut la percevoir pendant les mouvements du maxillaire inférieur, soit en plaçant le doigt au niveau du col du condyle, soit en l'introduisant dans le conduit auditif qui se trouve en rapport intime avec le condyle.

Pronostic. — Les fractures du maxillaire inférieur sont souvent sans gravité et sont consolidées en trente ou quarante jours.

Cependant leur pronostic peut être aggravé par diverses complications, les unes immédiates, les autres consécutives.

Complications. — *Complications immédiates.* — Tels sont les plaies cutanées ou muqueuses qui font communiquer le foyer avec l'air extérieur, l'écoulement du sang par l'oreille par enfoncement de la paroi postérieure de la cavité glénoïde, la rupture de l'artère dentaire inférieure, donnant lieu à une hémorrhagie peu sérieuse, la déchirure ou le tiraillement du nerf dentaire inférieur, donnant une paralysie sensitive de la lèvre inférieure, passagère ou définitive ; enfin la suffocation survenant immédiatement après les fractures doubles du maxillaire inférieur est causée par la chute de la langue dans l'arrière-gorge.

*Complications consécutives.* — Nous signalerons au premier rang les accidents inflammatoires ou infectieux, stomatite intense, phlegmon sus-hyoïdien ; un accident bien plus redoutable, sur lequel Richet a appelé l'attention, c'est la septicémie par suite de la pénétration d'air et de fragments alimentaires dans le foyer de la fracture.

En dehors de ces graves accidents, on peut voir

survenir tantôt une pseudarthrose, tantôt une ankylose de la mâchoire.

Traitement. — Au point de vue thérapeutique, on peut diviser les fractures du maxillaire inférieur en deux catégories : les *fractures sans déplacement* et les *fractures avec déplacement*.

Les premières, même lorsqu'il y a un très léger déplacement, sont susceptibles de guérir avec une simple mentonnière ou bien avec l'application d'un bandage désigné sous le nom de *fronde*. Le traitement est donc des plus simples.

Il n'en est pas de même des secondes, contre lesquelles on a proposé les remèdes les plus variés. On a essayé de maintenir les dents et le rebord alvéolaire dans une gouttière de gutta-percha, moyen ingénieux, mais difficilement applicable; la fixation entre elles des dents contiguës à la fracture, au moyen d'un fil d'argent placé autour du collet; enfin on peut avoir recours à la suture des fragments à l'aide d'un solide fil d'argent que l'on passe dans un trou à l'aide d'un perforateur. Pour éviter les accidents septiques, il faudra évidemment pratiquer une antisepsie rigoureuse de la cavité buccale.

Signalons, enfin, les ingénieux appareils de Martin (de Lyon) et de Martinier (de Paris).

## CHAPITRE II

### OSTÉITES DU CORPS DES MAXILLAIRES

Sous ce nom les auteurs décrivent des lésions essentiellement différentes, les unes de nature franchement inflammatoires, les autres appartenant à la classe des inflammations bâtardes dépendant d'une diathèse (tuberculose, syphilis). Nous ne nous occuperons dans ce chapitre que des ostéites de nature franchement inflammatoire, en laissant de côté l'ostéite du bord alvéolaire et l'ostéite simple des maxillaires, consécutives à un traumatisme, à une lésion dentaire, qui ne dépasse pas le premier degré de l'inflammation et qui n'a d'intérêt qu'au point de vue anatomo-pathologique.

Les variétés que nous étudierons sont l'*ostéite suppurée*, l'*ostéite hypertrophiante des maxillaires*, l'*ostéite tuberculeuse* et l'*ostéoperiostite syphilitique*.

**Ostéite suppurée.** — Causes. — *Causes locales.* — Parmi les causes locales nous citerons la fracture compliquée d'un maxillaire, un traumatisme accidentel ou chirurgical de ces os, l'éruption difficile de la dent de sagesse et même des dents de lait, la périodontite suppurée, gagnant le maxillaire, chez les sujets débilités ou scrofulo-tuberculeux.

*Causes générales.* — Citons, en première ligne, la fièvre typhoïde et les fièvres éruptives (rougeole, variole, scarlatine) à la période de convalescence, et l'ostéo-myélite de la période de croissance qui aurait, d'après Lannelongue, pour siège de prédilection parmi les os plats, le maxillaire inférieur.

L'ostéite suppurée peut être *sous-gingivale*, si elle se limite aux bords alvéolaires, c'est-à-dire aux parties osseuses recouvertes par la muqueuse, variété fréquente aux deux mâchoires.

Elle peut être *sous-cutanée*, si elle atteint les deux parties de l'os non recouvertes par la muqueuse. Dans ce cas, elle occupe l'angle et la branche montante du maxillaire inférieur.

Anatomie pathologique. — Les lésions anatomo-pathologiques sont les suivantes : inflammation, décollement du périoste, accumulation de pus à sa face profonde, nécrose.

Le plus souvent l'ostéo-périostite du maxillaire inférieur n'est que l'extension au corps de l'os d'une périostite primitivement alvéolo-dentaire. Dans ce cas, elle est précédée des signes propres à cette affection, mais elle peut également survenir d'emblée; elle est plus fréquente à la mâchoire inférieure qu'à la mâchoire supérieure. L'affection débute par de la douleur au niveau d'une dent, bientôt survient un gonflement douloureux occupant le corps de l'os et envahissant une partie de la région sus-hyoïdienne. La peau est rouge, tendue, luisante, le malade éprouve des douleurs vives dans une partie de la mâchoire et il existe un mouvement fébrile, très prononcé. Après quelques jours, la tuméfaction se localise de plus en plus, la masse devient œdémateuse, puis fluctuante, la constriction des mâchoires s'accentue surtout lorsque l'inflammation siège vers les dernières molaires. Bientôt une collection purulente se forme entre le périoste et l'os, le pus s'échappe en partie par les alvéoles, occasionnant la chute des dents correspondantes, en même temps il s'ouvre à l'extérieur le long du bord inférieur du maxillaire, laissant des fistules cutanées, des parties osseuses nécrosées, décollant les parties molles dans une étendue parfois considérable.

Diagnostic.—Il faut bien distinguer l'ostéo-périostite d'un adéno-phlegmon : le siège varie dans les deux cas. Dans l'adéno-phlegmon, le corps de l'os est intact surtout au début et l'on sent nettement le ganglion engorgé sous le rebord de la mâchoire. Dans l'ostéo-périostite, c'est sur l'os lui-même que porte le gonflement. La région sus-hyoïdienne est un peu plus tard légèrement tuméfiée, mais on voit facilement qu'elle n'est pas le point maximum de l'affection. Dans l'ostéo-périostite, si l'on explore le vestibule de la bouche on trouve que la muqueuse est soulevée dans le point correspondant à la tumeur cutanée, on y constate même quelquefois de la fluctuation; dans l'adéno-phlegmon le vestibule est toujours sain. Il existe à la face externe du maxillaire inférieur au-devant du masséter, à côté de l'artère faciale, un ganglion lymphatique dont l'inflammation pourrait être, en raison de son siège, confondue avec une ostéo-périostite; mais alors le vestibule de la bouche est toujours libre dans le point correspondant à la tumeur extérieure (1).

Pronostic. — Bénin pour l'ostéo-périostite circonscrite, il est sérieux dans l'ostéo-périostite diffuse, où la terminaison par nécrose est la règle. On a signalé des cas de mort résultant de l'extension rapide de la maladie, de l'abondance de la suppuration et de la gravité des phénomènes généraux. L'ostéo-périostite du maxillaire peut entraîner des complications graves du côté de l'orbite (phlegmon de l'orbite, phlébite de la veine ophtalmique).

Traitement. — Il consiste à donner issue au pus aussitôt que la fluctuation en décèle manifestement la présence. C'est la seule manière d'éviter les décollements périostiques et la nécrose qui en pourrait être la conséquence. Cette affection en effet, et c'est en cela qu'elle diffère de l'adéno-phlegmon du cou, peut être suivie d'une suppuration d'assez longue durée qui ne s'arrête qu'après l'élimination d'un petit séquestre et laisse après elle une cicatrice déprimée et adhérente. Il y a donc grand intérêt à faire un diagnostic exact, surtout chez une jeune fille. Si le foyer faisait sous la muqueuse une saillie

(1) Quelquefois la périostite du maxillaire inférieur est consécutive à une péri-adénite et peut en imposer pour une complication osseuse d'une lésion dentaire, en raison d'une localisation douloureuse au niveau d'une des petites molaires (trou mentonnier, point d'émergence du nerf dentaire inférieur). Voir *Signes pseudo-dentaires de la périostite externe du maxillaire inférieur* (*Société de stomatologie*, 1893).

assez marquée on pourrait le vider par la bouche; beaucoup plus souvent on fait l'incision du côté de la peau et si l'intervention a été hâtive le périoste se recolle, la fistule et la nécrose sont ainsi évitées.

Si l'affection est d'origine dentaire, cas le plus fréquent, il faut arracher la dent cariée.

**Ostéite hypertrophiante.** — Elle s'observe surtout sur le maxillaire inférieur.

Symptômes. — Elle est caractérisée par la formation de dépôts osseux à la surface de l'os, mais elle peut résulter de ce qu'une dent, particulièrement la dent de sagesse inférieure, a été anormalement retenue dans l'épaisseur de la mâchoire. Elle est caractérisée par une douleur sourde s'exaspérant par moments. Au bout d'un temps souvent fort long, on voit se former une tumeur dure au niveau de l'angle de la mâchoire. S'il s'agit de la dent de sagesse, on a confondu cette affection avec un ostéo-sarcome ; pour éviter l'erreur, il faut compter les dents et se rappeler que l'ostéite survient chez les sujets jeunes.

Traitement. — Il consiste à extirper, le plus souvent par l'extérieur, la dent retenue dans l'épaisseur du maxillaire.

A côté de cette ostéite de cause locale, il faut citer l'*ostéite hypertrophiante rhumatismale*, caractérisée par un gonflement douloureux du maxillaire survenant chez les sujets soumis au froid et surtout à l'humidité. Il y a là, au point de vue anatomique, épaississement du périoste et néoformation osseuse.

**Ostéite tuberculeuse.** — Elle s'observe de préférence au maxillaire inférieur, chez l'adulte ; chez l'enfant, on la rencontre souvent au niveau de l'angle de la mâchoire inférieure.

Symptômes. — La tuberculose du maxillaire évolue en général d'une manière chronique, la mâchoire gonfle, devient douloureuse spontanément à la pression. Les parties molles participent à la tuméfaction de l'os. La maladie peut se terminer par résolution, mais d'ordinaire après plusieurs mois, des abcès s'ouvrent à la joue, dans la bouche ou à la partie supérieure du cou, qui restent fistuleux, et les fistules conduisent sur des séquestres ou sur des fongosités.

Diagnostic. — Il est facile. La lenteur de l'affection fait éliminer l'ostéo-périostite purement inflammatoire, l'âge du sujet fait éliminer le néoplasme.

Pronostic. — Il est sérieux par la lésion elle-même autant que par la diathèse.

Traitement. — Le traitement local consiste à gratter les abcès et les fistules. Le traitement général est celui de la tuberculose.

**Ostéo-périostite syphilitique.** — L'ostéo-périostite du maxillaire a une préférence marquée pour les portions nasales et palatines de l'os. Ces lésions doivent être étudiées avec les lésions de la voûte palatine et des fosses nasales.

Les lésions syphilitiques qui frappent le maxillaire inférieur appartiennent surtout à la période tertiaire. Elles donnent lieu à une infiltration gommeuse diffuse ou à des gommes circonscrites siégeant vers l'angle de la mâchoire, qui peuvent s'ouvrir du côté de la peau ou du côté de la muqueuse.

Enfin il n'est pas absolument rare de rencontrer à l'angle de la mâchoire, à la face externe de la branche montante, plus souvent encore sur le corps de l'os, des exostoses ou des périostoses syphilitiques.

# CHAPITRE III

## NÉCROSE DES MAXILLAIRES

La nécrose est la gangrène du tissu osseux; la portion d'os mortifiée se nomme *séquestre*. Cette

une fistule laissant sentir l'os dénudé, un séquestre est expulsé, le sinus maxillaire peut être ouvert et rester fistuleux, la nécrose de l'apophyse palatine provoque la perforation de la voûte et la communication de la bouche avec les fosses nasales.

Marche. — Elle est essentiellement chronique, le séquestre est éliminé au bout de trois à quatre mois et même plus, sauf chez l'enfant où l'évolution est un peu plus rapide, mais rarement la nécrose amène la mort par septicémie, érysipèle, ulcération de la carotide interne ou complication cérébrale. La guérison est la terminaison habituelle, mais la réparation et par suite la difformité et les troubles fonctionnels consécutifs varient avec la partie osseuse atteinte. Après la nécrose du corps du maxillaire inférieur, l'os nouveau a la forme d'une gouttière ouverte en haut, parce que le périoste alvéolaire a été détruit par la suppuration et que celui des faces latérales et du bord inférieur de l'os sert seul à la réparation. Dans la nécrose totale, qui ne s'observe qu'au maxillaire inférieur, le périoste détaché forme un arc au-dessous de l'os et donne insertion aux muscles génio-hyoïdien, digastrique, qui redressant continuellement la courbe de l'os nouveau rendent celui-ci concentrique à l'ancien et moins convexe. Dans la nécrose des branches, le séquestre est compris dans une loge osseuse fournie aux dépens du périoste des fosses latérales. Au niveau du maxillaire supérieur, aucune réparation ne se fait, sauf quelquefois à la voûte palatine ; pourtant la difformité est souvent peu marquée, les joues étant tendues par un tissu fibreux développé à la place du sinus maxillaire.

Traitement. — Tant que le séquestre est immobile, on se contente de prescrire des lavages antiseptiques de la bouche et d'ouvrir les abcès qui peuvent se former ; lorsqu'il est mobile, il faut l'extraire, soit par la bouche toutes les fois que cela est possible, soit par la peau.

Dans ce dernier cas, pour éviter les longues incisions, il est préférable de fragmenter le séquestre au moyen de la pince de Liston introduite dans une fistule débridée au besoin.

Après l'extraction du séquestre, le traitement consiste dans des lavages et des pansements antiseptiques.

Enfin, après cicatrisation, on corrigera la difformité ou les imperfections fonctionnelles à l'aide d'un appareil prothétique.

**Nécrose phosphorée.** — Causes. — C'est une affection osseuse, particulière, professionnelle, ayant son point de départ dans l'un ou l'autre des maxillaires, et à peu près exclusivement développée chez les ouvriers qui fabriquent des allumettes avec du phosphore blanc. Elle fut décrite pour la première fois en 1839, peu de temps après l'établissement en Allemagne de l'industrie des allumettes chimiques. Elle a surtout été étudiée en France par Th. Roussel, Trélat, Magitot, A. Broca. Les premiers observateurs furent frappés de ce fait que la maladie se rencontrait chez les seuls ouvriers occupés à la fabrication des allumettes phosphorées et non pas chez ceux qui font le phosphore lui-même. Cette immunité, attribuée à tort par Dupasquier aux impuretés du phosphore, reconnaît en réalité une hygiène mieux entendue. La fréquence de l'affection est d'autant plus grande que les règles hygiéniques sont moins respectées ; le sexe, l'âge, l'état de santé paraissent sans influence, il n'en est pas de même de l'état du système dentaire. Les occupations les plus périlleuses dans les fabriques sont la trempe des allumettes dans le mastic chimique et le séchage.

Symptômes. — L'éclosion des accidents est précédée d'une période d'incubation plus ou moins longue ; on l'a vue atteindre des ouvriers ayant quitté l'atelier depuis plusieurs mois ou même une année. Notons du reste ce fait capital, que le phosphore blanc seul semble devoir être redoutable, le phosphore rouge n'est pas dangereux.

Comment agissent les vapeurs phosphorées ? Pour les uns, Loreinser, la nécrose phosphorée est le résultat d'une intoxication générale de l'organisme saturé en bloc ; pour les autres, Strohl surtout, la nécrose est due à une action purement locale. Pour cet auteur, les acides du phosphore dissous dans la salive imbibent les gencives et les enflamment ; cette inflammation se propage au périoste des alvéoles et des mâchoires. Pour Th. Roussel, les caries dentaires ouvriraient aux vapeurs phosphorées des voies d'accès direct conduisant sur la pulpe de l'organe, d'où la lésion pourrait s'étendre et gagner l'alvéole. Cette théorie, bien qu'infirmée par Trélat qui a cité des observations de sujets atteints dont la dentition était irréprochable, a été défendue avec beaucoup de vigueur par Magitot. Pour lui, la nécrose phosphorée débute toujours par une périodontite provoquée par une action directe des vapeurs phosphorées et cette action n'est possible qu'à la faveur d'une carie pénétrante.

En résumé, il faut admettre une partie de ces trois théories ; l'influence de l'intoxication générale ne paraît pas contestable, mais elle est favorisée par les conditions locales, parmi lesquelles la carie dentaire occupe le premier rang, sans être indispensable.

La nécrose phosphorée débute de préférence par l'un des maxillaires, surtout l'inférieur ; elle atteint les deux mâchoires, soit successivement, soit en même temps. Elle est remarquable par la lenteur de son évolution. Les altérations du tissu osseux appartiennent à trois processus associés, isolés ou consécutifs : 1° un processus de périostite, commençant au niveau de la région alvéolaire et décollant petit à petit le périoste alvéolaire ; 2° un processus de réaction ostéogénique, caractérisé par la production, aux dépens du périoste, d'ostéophytes, les uns recouvrant la surface de l'os auquel ils adhèrent, les autres appliqués contre le périoste qu'ils tapissent et doublent ; 3° un processus de nécrose, qui s'étend non seulement à la surface de l'os primitivement frappé, mais encore aux os voisins de la face et du crâne. Le séquestre ne se délimite que tardivement, il se porte d'ordinaire vers la bouche, mais le mode de régénération est le même que dans les autres nécroses : incomplet au maxillaire inférieur, il manque en général au supérieur. Dans les cas graves on observe des altérations viscérales consécutives (cirrhose hépatique, dégénérescence amyloïde du foie, des reins, de la rate, même du cœur et des muscles).

Les accidents relèvent des lésions des dents et des maxillaires ; les altérations dentaires qui surviennent en premier se manifestent par des douleurs intenses, continuelles ou paroxystiques, siégeant le plus souvent au niveau d'une dent cariée. Les malades se font arracher l'une après l'autre et sans aucun soulagement non seulement toutes les dents cariées, mais même les dents saines. Les gencives sont rouges, tuméfiées et saignantes ; les dents se déchaussent, s'ébranlent, deviennent douloureuses à la pression et sont noyées dans le pus.

Les accidents du côté des maxillaires suivent de près, les alvéoles sont atteints et il se produit une inflammation phlegmoneuse plus ou moins intense, qui évolue suivant les segments osseux (fig. 28). La difformité extérieure atteint son maximum quand le maxillaire supérieur est malade; devenue énorme, elle distend les joues, déforme le nez, gonfle le front. Le pus très abondant est très fétide et se fait jour soit au niveau des gencives dévastées, soit au niveau de la peau qui se décolle et s'ulcère; par les ouvertures fistuleuses on sent l'os dénudé, mais la mobilisation et

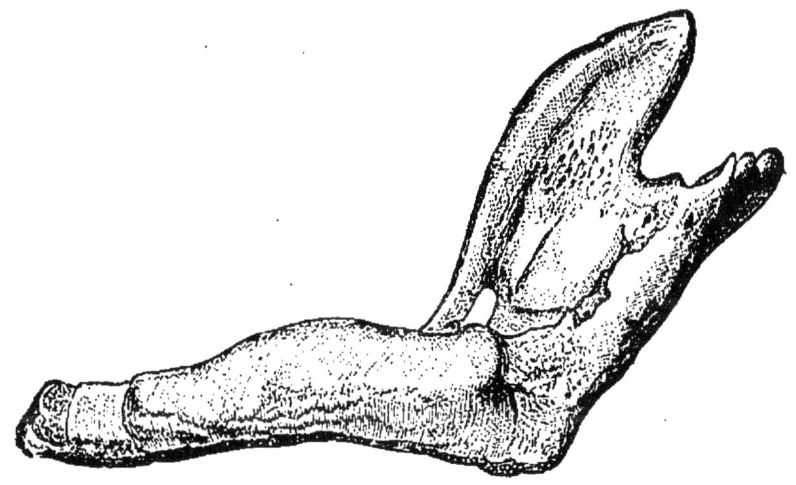

Fig. 28. — Nécrose phosphorée (*S. Bartholomew's*, I, 232, et *Med. chirurgical Trans.*, t. LVII).

l'expulsion du séquestre ne se font qu'après plusieurs mois, quelquefois plusieurs années.

La mort survient dans la moitié des cas, soit par septicémie résultant de la suppuration intrabuccale, soit par érysipèle ou propagation de l'ostéo-périostite suppurée à la base du crâne et méningo-encéphalite (1).

(1) Signalons ici les complications générales dues au « *phosphorisme* », état particulier de l'organisme, résultant de l'absorption lente et progressive du phosphore blanc; — analogie avec le saturnisme, l'hydrargyrisme. — Magitot, *Soc. de stomatologie*, 18 mars 1895.

Diagnostic. — Il est facile par les commémoratifs; la difficulté est de reconnaître si la nécrose est limitée ou si elle continue à s'étendre.

Pronostic. — Il est grave, près de la moitié des malades succombent, les dangers sont plus grands quand les deux maxillaires sont pris.

Traitement. — Le véritable traitement prophylactique consisterait à supprimer l'emploi du phosphore blanc dans la fabrication des allumettes chimiques et à le remplacer par le phosphore rouge. A défaut de cette réforme il faut améliorer l'installation des ateliers, surveiller l'hygiène des ouvriers et examiner avec soin leur système dentaire. Magitot voudrait que tout ouvrier atteint de carie dentaire fût éloigné de l'atelier, tant que les dents malades ne seront pas enlevées ou obturées.

Lorsque la maladie est déclarée, la première indication est de soustraire l'ouvrier à ses occupations dangereuses; pendant les accidents de la période inflammatoire, on a préconisé l'iodure de potassium à haute dose. Dès que la suppuration se sera déclarée, on insistera sur les lavages antiseptiques.

Le point sur lequel les chirurgiens se divisent est celui de l'intervention chirurgicale: les uns attendent pour extraire le séquestre que celui-ci soit mobile, les autres sont partisans d'en faire la résection précoce. Bien qu'il soit difficile de formuler une ligne de conduite absolue, on peut admettre que dans les cas où le malade s'épuise par suite d'une suppuration abondante et fétide, ou ne paraît pas en état de supporter la longue durée de la maladie, il faut absolument tenter une opération précoce; mais orsque la santé générale est bonne, il y a tout intérêt à attendre que le séquestre soit complètement isolé; l'opération est beaucoup plus simple et on est sûr de ne pas dépasser les limites du mal, comme on risque de le faire dans une opération trop hâtive.

Signalons ici les conclusions de Magitot (1) :

1° Les ouvriers employés à la fabrication des allumettes au phosphore blanc sont susceptibles d'absorber par les voies respiratoires des vapeurs phosphorées qui, pénétrant dans le sang et dans les tissus, se traduisent par un état d'intoxication lente ou de cachexie chimique, qui doit porter le nom de *phosphorisme*.

2° Tous les ouvriers qui sont exposés aux vapeurs phosphorées paraissent voués, sans exception, au phosphorisme, dont l'intensité varie cependant suivant les individus, la nature et la durée de leur emploi; elle varie aussi suivant les aménagements et l'état d'insalubrité des usines et des ateliers. C'est ainsi que presque toutes les manufactures de France sont autant de foyers d'empoisonnement.

3° Le phosphorisme dû à la pénétration de l'économie, soit par le phosphore en nature, soit par ses oxydes gazeux, se manifeste par un certain nombre de phénomènes dont quelques-uns sont généraux, c'est-à-dire communs à tous les ouvriers, et d'autres particuliers à tels ou tels individus plus spécialement prédisposés.

4° Les accidents généraux à tous les ouvriers sont : l'état cachectique, la teinte subictérique de la peau, l'odeur alliacée de l'haleine, la présence du phosphore dans l'urine et dans la salive, des signes évidents d'anémie surtout chez les femmes, un degré très marqué dans la mortalité infantile, et, enfin, une déchéance de la nutrition générale reconnaissable à la présence fréquente de l'albumine dans l'urine, à l'abaissement des oxydations azotées et à l'accroissement considérable de la *déminéralisation*

(1) Voir *Revue de stomatologie*, octobre 1895, p. 294 295, 296.

de l'organisme (A. Robin). Cette dernière particularité produit dans le tissu osseux des modifications de constitution chimique qui impriment un degré inusité de gravité aux accidents qui peuvent l'atteindre.

5° Les signes particuliers du phosphorisme dépendant de prédispositions individuelles sont : l'entérite chronique avec diarrhées rebelles, la néphrite et la cystite, la bronchite, la fragilité des os, d'où fréquence des fractures et consolidation très lente et souvent difforme de celles-ci, la facilité des ruptures musculaires et enfin la production d'une nécrose spéciale des mâchoires, dite *nécrose phosphorée* ou *mal chimique*, le plus grave assurément des accidents, car il entraîne presque inévitablement la mutilation ou la mort des malades.

6° Cet état de phosphorisme est d'une persistance et d'une ténacité extrêmes. Il se retrouve longtemps après qu'un ouvrier a quitté l'usine et donne ainsi l'explication de l'apparition tardive des accidents et en particulier de la nécrose.

7° En ce qui concerne ce dernier, la nécrose dite phosphorée, le phosphorisme seul ne saurait l'expliquer ni le provoquer. Il faut pour sa genèse un second facteur, une lésion préalable des mâchoires, porte d'entrée du mal.

8° Toute intervention chirurgicale portant sur le squelette en général, et plus particulièrement sur la bouche, peut, dans l'état de phosphorisme, entraîner les complications les plus graves et provoquer l'apparition d'une nécrose.

9° La thérapeutique du phosphorisme doit tendre à l'élimination complète du phosphore dont l'économie est imprégnée. Elle repose sur l'emploi prolongé du lait (régime lacté absolu), de l'oxygène ou de l'air ozonisé, l'exercice soutenu, les préparations à base d'essence de térébenthine, etc., c'est-à-dire de tous agents propres à provoquer l'oxydation et l'élimination du toxique.

10° La durée de ce traitement ne peut être fixée; elle sera longue et pourra toujours être appréciée par l'analyse microscopique et l'indication du *coefficient de déminéralisation.*

11° Tant que dure l'état de phosphorisme, les opérations qui se pratiquent sur la bouche, en vue de la résection des os nécrosés, sont presque toujours suivies de récidive et le chirurgien assiste, impuissant, à l'envahissement progressif du mal. On ne doit donc intervenir chirurgicalement que lorsque l'état de phosphorisme a entièrement disparu.

12° Enfin comme dernière conclusion, répétons que le remède radical à un tel état de choses est celui qui a été maintes fois réclamé, c'est-à-dire l'interdiction légale de l'emploi du phosphore blanc dans la fabrication des allumettes.

## CHAPITRE IV

### ACTINOMYCOSE DES MAXILLAIRES

L'actinomycose est une maladie parasitaire causée par un champignon spécial, l'*Actinomyces bovis*, observé sur certaines graminées en Danemark, principalement sur l'orge, se développant ensuite sur les animaux, surtout le bœuf, puis chez l'homme.

Langenbeck (1845) a vu le premier cas d'actinomycose. Lebert en 1857 a publié la première observation avec dessins absolument convaincants. Rivolta en 1868 a le premier pensé que cette affection pouvait être une maladie infectieuse. Ponfick (1869), enfin, le premier émit l'idée que l'affection était identique chez le bœuf et chez l'homme. Depuis, l'actinomycose a fait l'objet de travaux nombreux [Cornil et Babès, Poncet (de Lyon)].

Bactériologie. — L'actinomycose occasionne chez l'homme la production de collections purulentes, avec décollements étendus et trajets fistuleux multiples. On trouve dans ce pus des corpuscules spéciaux dits *grains actinomycosiques*, caractéristiques de la maladie. Pour bien les voir il faut étaler le pus sur une grande plaque de verre : ils ont alors l'aspect de grains de sable de forme arrondie, entourés d'une sorte d'atmosphère mucoïde, difficile à enlever, de dimension variant entre un dixième de millimètre et un millimètre, de couleur blanc gris et de consistance semi-liquide à l'état jeune, devenant en vieillissant de couleur jaune soufre et de consistance calcaire; si l'on examine au microscope l'un de ces grains, après l'avoir convenablement coloré, on voit qu'il est formé par la réunion de petits grains sphériques ou ellipsoïdes, mûriformes. Dissociés, ces grains paraissent formés de trois parties : 1° d'une masse centrale (réseau filamenteux serré); 2° d'éléments périphériques renflés en massue; 3° de petits corps ténus, de volume variable, analogue à des cocci. Pour certains auteurs (Harz, Cornil), les massues sont de véritables organes de fructification (gonidies), où se formeraient les spores, qui seraient mises en liberté par leur éclatement. Pour d'autres, en raison de l'aspect digité des massues, la reproduction se ferait par bourgeonnement. On a essayé de trancher la question par les cultures (Israël et Borstrom, Sauvageau et Rodais), dont les résultats ont été si différents, qu'on a été conduit à admettre deux espèces d'actinomycoses produisant des effets identiques chez l'homme et chez l'animal, et même des pseudo-actinomycoses. Les inoculations ont montré que l'affection, transmissible d'animal à animal, l'est aussi de l'homme à l'animal. Le mode de contamination de l'homme n'est pas encore bien connu: c'est par la bouche que semble pénétrer habituellement le champignon, et il peut y rester localisé, mais il arrive qu'il gagne le thorax ou l'abdomen. Dans la bouche, l'actinomycose peut envahir les parties molles; toutefois les mâchoires constituent son lieu de prédilection. Une carie pénétrante, un alvéole béant à la suite d'extraction, une fistule, une lésion gingivale ou amygdalienne banale, peuvent devenir le point d'inoculation.

D'une façon générale, l'affection est plus fréquente en Allemagne qu'en France, dans les régions humides et pendant les années pluvieuses.

Anatomie pathologique. — L'affection se présente sous forme de collection purulente avec décollements très étendus et trajets fistuleux multiples comme dans la tuberculose. Des orifices suinte un liquide jaunâtre renfermant les grains actinomycosiques caractéristiques.

Symptômes. — Elle peut attaquer tous les tissus, revêtir, par conséquent, divers aspects; il est donc impossible d'en donner un tableau clinique typique. Nous prendrons pour type de notre description l'actinomycose de la face et de la bouche, qui est du reste la forme clinique la plus répandue. Elle débute d'une façon variable: on voit les parties molles présenter des signes d'une inflammation chronique; une tuméfaction apparaît, indolore, mal délimitée, sans fièvre; la peau qui la recouvre, d'abord violette, s'ulcère et donne passage à du pus; d'autres fois le début est celui d'un phlegmon ordinaire; les parties molles, au niveau de l'angle de la mâchoire inférieure, gonflent, rougissent; le malade présente une fièvre assez marquée. L'incision donne issue à un pus caractéristique.

En définitive, les lésions anatomo-pathologiques se résument dans le développement d'une néoplasie à marche lente, que ses caractères anatomiques rapprochent des produits de l'inflammation chronique et de certaines tumeurs sarcomateuses avec tendance extrême à l'envahissement progressif et continu des régions voisines du foyer initial. La suppuration de l'actinomycose humaine est presque constante, moins parce que l'actinomycète possède par lui-même des propriétés pyogènes, que par l'effet d'une infection mixte favorisée par le champignon lui-même.

La marche de l'affection est chronique ; exceptionnellement elle prend une allure aiguë, rappelant celle de l'ostéo-myélite.

Pronostic. — Il est assez grave d'une façon générale : quand la suppuration est abondante, le malade tombe dans un état d'amaigrissement et de cachexie. D'autre part on doit redouter des productions, secondaires à l'actinomycose, principalement dans les poumons.

Diagnostic. — Différents éléments sont de nature à faire diagnostiquer l'actinomycose : la profession du sujet, qui le met en contact avec les bestiaux, la ténacité du mal, l'extension continue du foyer de suppuration, la multiplicité des foyers fistuleux, l'induration particulière qui existe à la périphérie des abcès. Le diagnostic est confirmé par l'examen histologique des grains, mais ce qui fait la difficulté du diagnostic, c'est l'aspect polymorphe de l'affection ; elle simule en effet soit l'ostéo-sarcome quand elle est peu suppurée, soit la tuberculose quand elle est accompagnée de fistules multiples avec séquestre osseux, soit la syphilis, puisque comme elle ses accidents s'améliorent et disparaissent à la suite d'un traitement d'épreuve par l'iodure de potassium. Il faudra donc éviter de les confondre avec les lésions syphilitiques et tuberculeuses; dans ce cas, le microscope tranchera le diagnostic, avec l'épulis et le sarcome, mais ceux-ci n'ont pas cette abondance d'orifices fistuleux, avec la périostite alvéolo-dentaire et l'ostéite du maxillaire inférieur dont l'évolution est différente.

Traitement. — Il est d'abord prophylactique : il ne faut pas porter à la bouche des grains et des épis, ni faire usage de viandes actinomycosiques.

Quand la maladie est déclarée, il faut avoir recours au traitement médical par l'iodure de potassium (deux à cinq grammes par jour pendant cinq semaines), qui est en quelque sorte spécifique. Le traitement chirurgical consistera à curetter les trajets fistuleux et à les exciser si possible, sinon après curage on lave la région avec des antiseptiques et on tamponne la région avec de la gaze iodoformée. Si le maxillaire est atteint, il faut enlever les séquestres et réséquer au besoin une partie des os de la face.

## CHAPITRE V

### TUMEURS DES MAXILLAIRES D'ORIGINE NON DENTAIRE

Avec Tillaux, nous diviserons ces tumeurs en deux catégories, suivant qu'elles naissent à la surface de l'os, spécialement au niveau du bord alvéolaire, ou dans son épaisseur. Les premières constituent le groupe des *épulis ;* les secondes seront elles-mêmes partagées en deux groupes : les tumeurs à marche lente (*ostéomes*, *chondromes*), les secondes à marche rapide (*sarcomes*, *épithéliomes*, *carcinomes*).

#### § 1er. — *Tumeurs naissant à la surface de l'os.*

**Épulis.** — On a pendant longtemps englobé sous le nom général d'*épulis* toutes les variétés de tumeurs que l'on trouve au niveau des gencives. Or, ces tumeurs peuvent être vasculaires (anévrysme de l'artère dentaire inférieure, angiome), épithéliales (par propagation d'un épithélioma voisin) et conjonctives. C'est à ces dernières que l'on tend de plus en plus à réserver le nom d'*épulis*. Ces tumeurs conjonctives peuvent être d'*origine muqueuse*

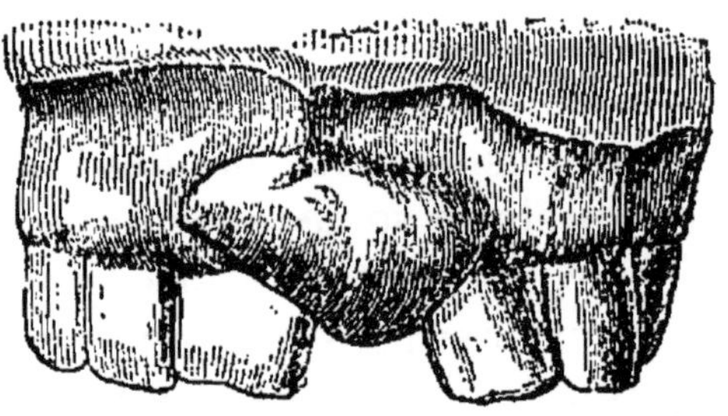

Fig. 29. — Épulis (Dr Langston).

ou *sous-muqueuse*, ou bien d'*origine osseuse*, *alvéolaire*.

Les premières sont fort rares.

Quant aux secondes, ce sont quelquefois des fibromes, mais le plus habituellement des sarcomes (ostéo-sarcomes à myéloplaxes), renfermant dans leur épaisseur des parcelles osseuses et des débris épithéliaux, qui établiraient leur origine au squelette alvéolaire; les uns les font naître aux dépens du périoste sous-gingival (Magitot, Lannelongue, Trélat), les autres aux dépens de la moelle osseuse (Cornil et Ranvier). Salter voudrait que la tumeur s'implantât primitivement au niveau du collet de la dent ; pour Magitot, elle est d'abord profonde, située au fond de l'alvéole d'où elle chasse la dent. En tout cas, quel que soit son siège primitif, l'épulis se développe du côté de la bouche, en refoulant la gencive et les dents (fig. 29) ; elle a peu de tendance à gagner le corps des mâchoires.

Causes. — L'étiologie de l'épulis est très obscure,

elle atteint d'ordinaire les sujets jeunes de seize à vingt-cinq ans, notamment les femmes. Il est classique d'admettre que la mâchoire inférieure est le siège de prédilection. Les causes déterminantes sont peu connues ; on a relevé dans les antécédents des malades des gingivites, des caries dentaires et des fractures alvéolaires.

Symptômes. — Les caractères cliniques de l'affection sont bien spéciaux et bien caractéristiques : c'est, à la période d'état, une tumeur grosse comme un pois, de couleur rougeâtre, pédiculée ou sessile, lisse, s'enfonçant entre deux dents sur la portion de gencive qui les sépare ou au fond d'un alvéole privé de sa dent. Quelquefois, la tumeur est primitivement intra-alvéolaire, elle ne manifeste sa présence que par une sensation de tension profonde et par des odontalgies. Le trouble fonctionnel principal est la gêne mécanique de la mastication ; une fois la tumeur sortie de l'alvéole, elle est indolente spontanément et à la palpation.

Tant que la tumeur est intra-alvéolaire, elle ne sera différenciée d'une tumeur dentaire qu'après ablation de la dent douloureuse. Une fois la tumeur épanouie au dehors, les erreurs sont à l'ordinaire faciles à éviter : on ne la confondra ni avec les fongosités gingivales (fig. 30) d'origine inflammatoire causées et entretenues par des caries pénétrantes saignant facilement et suppurant, ni avec les tumeurs érectiles congénitales, réductibles et pulsatiles, ni avec l'épithélioma qui détermine des douleurs et de l'engorgement ganglionnaire.

Pronostic. — Il n'offre pas la gravité que semblerait indiquer la nature du tissu qui constitue la tumeur.

Traitement. — La gêne qu'occasionne le mal conduit les malades à solliciter une intervention, qui sera toujours l'extirpation au bistouri ou aux ciseaux, complétée par une résection du bord alvéolaire, suivie de la destruction par la rugine, la pince coupante, le cautère, de la surface d'implantation de la tumeur, afin d'éviter la récidive.

## § 2 — *Tumeurs naissant dans l'épaisseur de l'os.*

**Ostéomes des maxillaires.** — Ils sont *centraux* ou *sous-périostiques* (exostoses). Dans la première catégo-

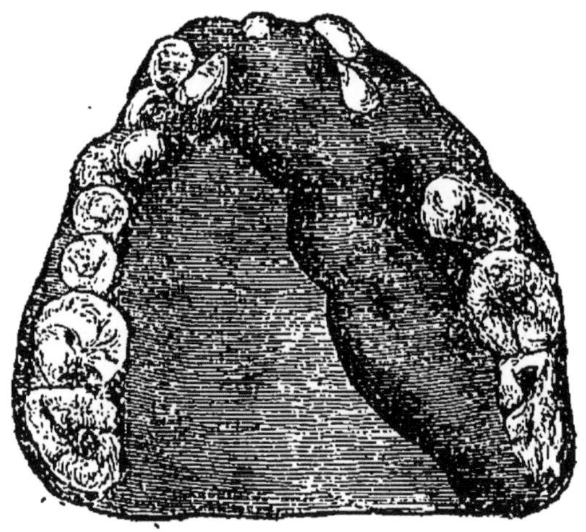

Fig. 30. — Hypertrophie des gencives.

rie rentrent les ostéomes du sinus maxillaire ; les seconds sont d'origine traumatique ou d'origine syphilitique ; quelquefois ils surviennent sous l'influence d'une affection du système dentaire (éruption difficile d'une dent de sagesse) ; ce sont des tumeurs lisses, arrondies et extrêmement dures ; elles se développent lentement et sans douleurs, et sont éminemment bénignes.

**Fibromes.** — Plus rares au maxillaire supérieur. ils sont périphériques et constituent alors les épulis qui ont été étudiées plus haut, siégeant exceptionnellement sur le corps de l'os, ou centraux.

Leur point de départ serait peut-être le tissu médullaire de l'os, peut-être le tissu conjonctif des canalicules de Havers, peut-être plus exactement le ligament alvéolo-dentaire, puisque ce ligament est spécial aux mâchoires et que les fibromes centraux des os ne se rencontrent guère que dans les maxillaires.

Ce sont des tumeurs bénignes, se développant d'ordinaire avec une grande lenteur, indolentes, de consistance ferme, de forme lisse et arrondie, nettement circonscrites.

Assez souvent elles reconnaissent une cause locale (avulsion d'une dent, racine abandonnée dans un alvéole, carie dentaire).

**Chondromes.** — Ils sont fort rares, ils s'observent plus souvent à la mâchoire inférieure qu'à la mâchoire supérieure, ils se reconnaissent à leur consistance élastique, rénitente, ferme, quelquefois dure. Leur surface est mamelonnée et ils ne sont pas douloureux. Ils se développent avec moins de lenteur que le fibrome, mais plus lentement que le sarcome.

**Sarcomes.** — De toutes les tumeurs du maxillaire, les sarcomes sont les plus fréquentes. Ils peuvent se développer au centre de l'os (*sarcome central*), sous le périoste (*sarcome périphérique*), enfin ils peuvent partir du bord alvéolaire (*épulis sarcomateuses*, étudiées plus haut). Développés, comme tous les sarcomes, chez des sujets relativement jeunes, en rapport avec un traumatisme et les altérations des dents, les sarcomes présentent dans leur marche deux périodes : une première, dans laquelle la tumeur bridée par une coque osseuse ou simplement par le périoste progresse lentement et ordinairement sans douleur ; puis une deuxième période dans laquelle le néoplasme a franchi le périoste et se développe avec rapidité (fig. 31).

La physionomie du malade prend un aspect caractéristique, appelé *facies de batracien :* la joue est élargie et soulevée, le nez refoulé du côté opposé, l'œil repoussé en haut et en dehors; les douleurs sont très vives (irritation du nerf sous-orbitaire) ; quelquefois au contraire on observe de l'anesthésie (destruction du nerf).

Si le sarcome siège à la mâchoire inférieure, la mastication est gênée, la déglutition et la parole sont entravées.

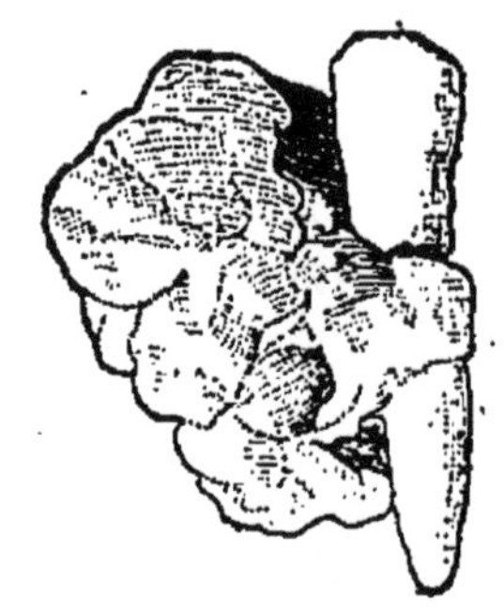

Fig. 31. — Canine inférieure avec tumeur adhérente au périoste (d'après un cas de M. Truman).

Pronostic. — Il est toujours sérieux : dans la majorité des cas, le malade est emporté par des accidents de septicémie consécutifs à l'ulcération et à la mortification de la surface de la tumeur. On a observé des accidents intracrâniens par pénétration du néoplasme dans la cavité crânienne.

**Épithéliomas et carcinomes.** — Ce sont les cancers proprement dits. Ils ont été pendant longtemps confondus avec les sarcomes : or, ce sont des tumeurs d'origine épithéliale, par conséquent ils ne peuvent prendre naissance dans les os. Ce sont donc des cancers secondaires ou des cancers par propagation d'une tumeur des parties molles (faces, lèvres inférieures). Cependant on observe aux maxillaires des cancers qui ne rentrent pas dans ces deux catégories et qui prennent naissance dans le corps de l'os. Y aurait-il là une exception à la loi générale? Mais cette exception n'est qu'apparente. Pour Verneuil, Reclus et Malassez, les épithéliomas ordinaires des mâchoires ont pour point de départ des débris épithéliaux paradentaires, vestiges du bourgeonnement des cordons des dents temporaires et permanentes et occupant l'épaisseur du ligament alvéolo-dentaire.

Verneuil et Reclus ont décrit sous le nom d'*épithélioma térébrant*, une tumeur affectant le maxillaire supérieur, caractérisée par la production d'une cavité spacieuse tapissée de bourgeons épithéliaux exubérants, ayant pour point de départ un des petits kystes appendus si souvent aux racines dentaires, naissant eux-mêmes des débris épithéliaux paradentaires.

Symptômes. — Le cancer des mâchoires présente toujours les symptômes d'une tumeur maligne : extension rapide, envahissement des parties et cavités voisines, douleurs lancinantes ou iradiées vers l'oreille, l'orbite, la tempe, accidents inflammatoires et consécutifs, adénopathies secondaires, sous-maxillaires et carotidiennes.

Pronostic. — Il est grave, en raison de la marche envahissante du mal, des accidents locaux et généraux qui peuvent survenir.

Diagnostic. — Il se basera au début, quand les carcinomes sont entourés d'une coque osseuse, sur l'évolution lente et indolore dans les tumeurs bénignes (ostéomes, fibromes, chondromes), rapide et douloureuse dans les tumeurs malignes. Plus tard, quand l'enveloppe osseuse sera franchie, intervient un nouvel élément de diagnostic : la consistance extrèmement dure dans les ostéomes, plus ou moins élastique dans les fibromes, variable dans les sarcomes, dure, puis ramollie dans les cancers.

Traitement. — Il exige une intervention chirurgicale plus ou moins compliquée suivant la nature de la tumeur.

## SECTION IX. — MALADIES DU SINUS MAXILLAIRE

Le sinus maxillaire (antre d'Highmore) est une vaste cavité située dans l'épaisseur de l'os maxillaire supérieur; elle est de forme assez irrégulière, pouvant être comparée à une pyramide triangulaire dont la base correspondrait à l'orbite et le sommet à l'arcade alvéolaire. On peut donc lui considérer quatre parois, trois verticales et une horizontale.

La paroi supérieure, horizontale, formant la base de la cavité, répond au plancher de l'orbite et est obliquement traversée par un canal qu'occupe le nerf sous-orbitaire. La paroi interne est en rapport avec les fosses nasales. C'est sur elles que siègent les orifices du sinus maxillaire, au nombre de deux : l'un, constant, placé en avant dans l'infundibulum ; l'autre, inconstant, siégeant à la partie moyenne du méat moyen.

La paroi antérieure la plus épaisse des quatre régions répond à la fosse canine.

Enfin, la paroi postéro-externe fait saillie dans la fosse zygomatique.

Des bords du sinus maxillaire, l'inférieur seul est important; il est formé par la convergence des trois parois verticales et représente le sommet tronqué de la pyramide ; il correspond à l'arcade alvéolaire supérieure.

La cavité du sinus, tapissée par une membrane muqueuse continue avec la pituitaire, est séparée des racines des deux premières grosses molaires par une mince couche de tissu osseux ; quelquefois on les y trouve à nu.

# CHAPITRE PREMIER

## LÉSIONS TRAUMATIQUES DU SINUS

**Plaies, fractures.** — On observe en premier lieu des plaies pénétrantes du sinus par des instruments piquants, tranchants ou contondants et par des projectiles d'armes à feu, des fractures de la paroi antérieure du sinus. Le traitement en est simple.

**Épanchements sanguins.** — Ils proviennent de ces parois à la suite d'une contusion de la joue ou d'une fracture, ou bien des fosses nasales à la suite d'une épistaxis traitée par le tamponnement.

**Corps étrangers.** — Enfin, on a signalé des corps étrangers ayant pénétré par une voie accidentelle, traumatique, à travers la face malaire du sinus ou par la voie dentaire à la suite de l'ablation de la deuxième molaire.

# CHAPITRE II

## LÉSIONS INFLAMMATOIRES ET ABCÈS DU SINUS

La pathologie du sinus maxillaire, déjà anciennement connue, a été surtout bien étudiée depuis une dizaine d'années.

**Abcès du sinus.** — Les abcès du sinus sont consécutifs soit à des inflammations nasales (coryza aigu, simple ou grippal, dégénérescence polypeuse de la muqueuse du méat moyen), ou à la suite d'affections dentaires (surtout la périostite alvéolo-dentaire, résultant de la carie de la première grosse molaire); plus rarement le sinus s'enflamme à la suite d'opérations sur la face ou au cours de traumatismes, et au cours de la syphilis.

Anatomie pathologique. — Il règne une grande incertitude au sujet des véritables lésions de la muqueuse du sinus. Théoriquement, on admet un état catarrhal de la muqueuse, son ulcération, son ramollissement sur place, mais on ne peut expliquer la chronicité du mal. Luc (1) a donné une excellente description symptomatique de l'affection qui nous occupe.

Symptômes. — La douleur malaire est exceptionnelle, le gonflement de la joue est des plus douteux ; on a bien observé, en effet, une certaine voussure du sinus, mais elle portait non sur la paroi antérieure, mais sur la paroi externe ou jugale.

Le symptôme réellement important, révélateur du mal, c'est l'écoulement fétide par la narine correspondante. Il se produit lorsque le malade se mouche ou lorsqu'il penche la tête en bas et en avant (signe de Fränkel). Il est formé par un liquide verdâtre ou jaunâtre, séreux ou purulent, souvent mêlé de petites masses jaunâtres, caséeuses, qui pour Luc sont caractéristiques de l'affection. Quand le malade est couché, l'écoulement peut se faire par l'orifice postérieur des fosses nasales. Les malades sont incommodés par instant d'une odeur fétide rappelant celle d'un égout ou du poisson pourri.

Complications. — L'inflammation peut ne pas rester cantonnée au sinus et gagner les cellules ethmoïdales et même le sinus frontal, soit qu'elle se propage directement en suivant l'infundibulum, soit que le gonflement de la paroi interne du sinus maxillaire par le liquide épanché dans sa cavité obture l'infundibulum et s'oppose à l'écoulement du liquide du sinus frontal.

Mentionnons quelques autres complications, phlegmon péri-amygdalien, kératite ulcéreuse, iritis, otite moyenne, dépendant plutôt du mauvais état général qui a engendré la carie dentaire.

(1) Luc, *Archives de laryngologie et de rhinologie.*

Diagnostic. — On ne confondra pas la sinusite avec l'ozène (fétidité inconsciente; cavité nasale anormalement spacieuse, croûtes verdâtres, atrophie des cornets), ni avec les lésions syphilitiques tertiaires, ulcérations, perforations de la cloison, séquestre. Quand les symptômes sont réduits à un simple catarrhe nasal, à une simple névralgie, il faut savoir dépister l'abcès du sinus. Pour cela il faut examiner les dents, surtout la première et la deuxième molaire, les fosses nasales (traînée de pus sur la cloison ou sur la convexité du méat inférieur, granulations polypeuses dans le méat moyen). Ne pas hésiter à faire le cathétérisme du sinus par son orifice naturel avec un stylet chargé de ouate, enfin recourir aux ponctions exploratrices (Moritz, Schmidt et Ziem) et à l'éclairage des cavités de la face par la lampe électrique (signe de Héryng). Les cas aigus, récents, guérissent bien et vite; les cas chroniques, lentement et difficilement.

Traitement. — Le traitement comprend deux indications:

1° Il faut donner issue au pus en pénétrant dans le sinus, soit par la voie nasale en élargissant au besoin l'orifice naturel (l'inconvénient, c'est que le sinus est atteint au niveau de son plafond), ou en perforant le méat inférieur avec un trocart spécial (hémorrhagie), soit par la voie bucco-dentaire qui est déclive, qui permet le lavage complet du sinus et donne au sujet la facilité de se traiter lui-même. Elle comprend trois temps :

*a*. Extraction de la première ou de la deuxième molaire.

*b*. Perforation du sinus à travers une des cavités alvéolaires, diriger le foret en haut et en arrière, en agissant lentement et par pesées ; la mobilité du foret indique que la perforation est effectuée.

*c.* Introduction d'une grosse canule en métal à demeure, qui sera gardée longtemps, jusqu'à cessation des douleurs, de la suppuration et de la fétidité.

2° Il faut empêcher le pus de se reproduire, par des injections faites plusieurs fois par jour avec des liquides antiseptiques.

Dans les cas chroniques et rebelles, il faudra même pratiquer le curettage du sinus.

## CHAPITRE III

### FISTULES DU SINUS

Causes. — Elles reconnaissent comme étiologie une cause traumatique (fractures, plaies par armes à feu, corps étrangers, avulsion d'une dent); une cause spontanée (abcès, nécrose des parois); une cause chirurgicale (opérations).

Symptômes. — Elles peuvent être cutanées, s'ouvrant plus ou moins sur la joue, quelquefois au niveau de la paupière inférieure ou buccale. Subdivisées en *fistules alvéolaires gingivales*, et en *fistules palatines*, elles se caractérisent par deux signes importants : le passage de l'air par la fistule quand le malade se mouche et éternue, le reflux dans les fosses nasales de liquides injectés à travers le trajet fistuleux. Elles persistent très longtemps, à part les fistules chirurgicales qui se bouchent rapidement.

Traitement. — Pour les traiter, il faut ouvrir la cavité du sinus, enlever la cause du mal, puis modifier la muqueuse par des cautérisations ou des injections détersives.

Dans quelques cas, quand les fistules n'ont plus de tendance à se fermer il faut avoir recours à des opérations autoplastiques.

# CHAPITRE IV

## KYSTES MUQUEUX DU SINUS

Il se forme dans le sinus maxillaire des accumulations de mucus non pas à la suite d'une hydropisie du sinus par oblitération de son orifice normal comme le voulait Jourdain, mais par suite de la dilatation kystique d'une des nombreuses glandes en grappe existant dans la muqueuse (Giraldès et Marchand).

On distingue deux variétés de ces kystes :

Les uns sont formés par la dilatation d'une partie périphérique du canal excréteur, ils sont transparents et du volume d'un grain de millet.

Les autres, constitués par la dilatation de tout le corps folliculaire, sont de nombre et de volume inconstants.

Leur présence reste longtemps ignorée (douleurs vagues du côté des dents) ; il faut pour qu'ils deviennent appréciables, qu'au moment où la collection liquide est suffisante pour dilater le sinus, ils donnent lieu à une tuméfaction de la joue si la paroi antérieure cède ; à de l'exophtalmie et au soulèvement du plancher de l'orbite si c'est la paroi supérieure ; à l'abaissement de la voûte palatine et à la chute des dents si c'est le plancher inférieur ; à la déviation du nez et à l'obstruction de la narine si c'est la paroi interne ; si la distension porte à la fois sur toutes les parois, toutes ces déformations coexistent ; un peu plus tard on perçoit de la sensation parcheminée quand les parois sont amincies, et une fluctuation évidente quand la tumeur a résorbé la paroi osseuse.

Diagnostic. — Il est très difficile, tant que la fluctuation ne rend pas évidente la présence du kyste ;

on peut confondre avec un abcès du sinus, un kyste de la mâchoire, une tumeur solide du sinus ou du maxillaire. La ponction exploratrice ou l'éclairage des cavités de la face trancheront seules le diagnostic.

Traitement. — Il consiste dans l'ouverture large du sinus par la fosse canine ou l'alvéole, dans l'évacuation du contenu, et le curettage de la paroi suivi d'injections antiseptiques faites dans l'intérieur de la cavité.

# CHAPITRE V

## TUMEURS DU SINUS

### § 1er. — *Tumeurs solides.*

On rencontre dans le sinus maxillaire un certain nombre de tumeurs solides : 1° des *polypes muqueux*, analogues à ceux des fosses nasales ; 2° des *polypes fibreux;* 3° des *enchondromes*, des *ostéomes*, des *épithéliomas* et des *sarcomes*.

Symptômes. — Toutes ces tumeurs ont un certain nombre de caractères communs :

Au début elles ne se révèlent par aucun signe ;

Dans une deuxième période elles remplissent la cavité du sinus et déterminent un certain nombre de symptômes (sensation de gêne et de pesanteur locale, déformation de la joue, exophtalmie, obstruction des fosses nasales avec larmoîment par compression du canal lacrymo-nasal, ébranlement des dents).

Dans une troisième période, les parois sont détruites et les tumeurs font saillie dans les cavités voisines, en général dans la bouche et la joue, plus rarement dans la fosse nasale du côté de la voûte palatine. La tumeur est ulcérée et saignante, laisse s'écouler un pus sanieux et fétide.

Pronostic. — Le pronostic est toujours grave par la malignité de la tumeur, par la gravité de l'intervention.

Diagnostic. — Autrefois impossible au début, il est facilité depuis que l'on fait l'éclairage des cavités de la face.

Les tumeurs solides se reconnaissent grâce à leurs caractères physiques (dureté de l'exostose, consistance élastique du fibrome et de l'enchondrome, marche envahissante du sarcome, engorgement ganglionnaire, cachexie rapide de l'épithélioma).

### § 2. — *Tumeurs liquides.*

Diagnostic. — Les tumeurs liquides, kystes ou abcès, se reconnaissent à la fluctuation.

Traitement. — Il est exclusivement chirurgical : il faut enlever la tumeur très vite, si elle est maligne, en réséquant le maxillaire supérieur, en enlevant tous les prolongements de la tumeur et les ganglions s'ils sont mobiles.

## SECTION X. — MALADIES DE L'ARTICULATION TEMPORO-MAXILLAIRE

## CHAPITRE PREMIER

### LÉSIONS TRAUMATIQUES

**Contusions et plaies pénétrantes.** — Elles sont fort rares.

**Luxations de la mâchoire.** — Il existe trois variétés de luxations de la mâchoire :

1° *Luxations congénitales.* — Elles sont très rares (deux ou trois cas dans la science, qui sont plutôt des malformations de la jointure que des luxations vraies).

2° *Luxations pathologiques.* — Très rares également, elles sont le résultat de disjonctions articulaires survenues dans le cours d'une arthrite chronique.

3° *Luxations traumatiques.* — Ce sont de véritables luxations ; elles sont assez peu fréquentes (4 p. 100), elles se font presque toujours en avant. Il existe deux observations de luxation en dehors et une de luxation en arrière.

De plus, elles peuvent être *bilatérales*, ce sont les moins rares, ou *unilatérales*.

Causes. — La *luxation bilatérale antérieure* (fig. 32)

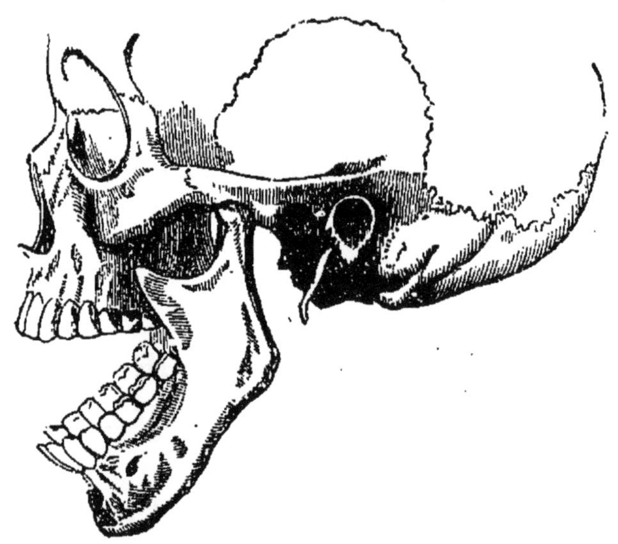

Fig. 32. — Luxation de la mâchoire.

reconnaît toujours pour cause un traumatisme ou plus exactement un abaissement forcé de la mâchoire, produit soit par la simple contraction musculaire, soit par un traumatisme quelconque. On peut donc admettre une luxation physiologique due aux bâillements, aux rires, aux vomissements, aux cris de l'accouchement, aux convulsions éclamptiques et épileptiques, et une luxation traumatique causée par des coups, une chute sur le menton, une pression énergique opérée sur la mâchoire par un dentiste, des violences sur les gens que l'on bâillonne et qui résistent.

Ajoutons que certaines causes prédisposent à la luxation de la mâchoire : l'existence d'une luxation antérieure, le sexe (c'est la femme qui est le plus souvent atteinte), enfin l'âge (le vieillard et l'enfant y sont moins exposés en raison de la disposition du maxillaire qui est courbé chez eux à angle aigu sur le temporal).

Anatomie pathologique. — Trois faits dominent l'histoire anatomo-pathologique de la luxation de la mâchoire :

1° C'est toujours une luxation en avant, à moins qu'il y ait en même temps une fracture.

2° C'est toujours une luxation complète.

3° Elle est presque toujours bilatérale.

A. Comment se produit cette luxation ? Trois conditions sont nécessaires : l'abaissement de la mâchoire, la perforation de la capsule à sa partie antérieure et inférieure, l'abandon réciproque du condyle et du ménisque : tant qu'ils sont en contact, il n'y a pas de luxation possible.

Dans l'abaissement de la mâchoire, le condyle maxillaire et le ménisque se portent en avant et s'adossent au front de la racine transverse du zygoma ; si le mouvement continue, ils tendent à s'avancer plus l'un et l'autre. Le condyle crève la capsule et remonte le long du plan incliné formé par le versant antérieur de la racine transverse. Le ménisque est bien sollicité dans le même sens, mais fortement attaché qu'il est en arrière à la scissure de Glaser par des fibres temporo-méniscales, il est bridé et ne peut suivre le condyle, qu'il abandonne. Alors celui-ci ne peut plus rentrer dans la cavité glénoïde en raison de la contraction musculaire des muscles élévateurs, qui tend à immobiliser les os dans leur nouveau rapport; dès lors la bouche reste béante. La béance de la mâchoire est due à plusieurs causes : Pour les uns (théorie osseuse) elle est due : 1° à l'arc-boutement du condyle contre le plan incliné préauditif (Richet), situé en avant de l'apophyse transverse zygomatique; 2° à l'arc-boutement du bec coronoïdien contre le bord inférieur du zygoma (Monro); 3° à l'accrochement du bec coronoïdien sous le bord inférieur de l'os malaire (interprétation acceptable pour certains cas où le coroné est très long).

B. D'après les partisans de la théorie articulaire, le condyle viendrait butter contre la cale que viendrait former derrière lui le bord antérieur du ménisque resté dans la cavité.

C. Pour ceux qui admettent la théorie musculaire, il y a antagonisme entre les muscles et le ligament. Maisonneuve dit que les ligaments sphéno et stylo-maxillaires tendus par la propulsion s'opposent à l'abaissement de l'angle de la mâchoire, abaissement qui est nécessaire à l'élévation du menton. Pour Jean-Louis Petit et Tillaux, la luxation déplaçant l'axe du mouvement, les muscles élévateurs du menton à l'état normal deviennent élévateurs des angles mandibulaires et portent en haut la partie postérieure de la mâchoire et non la partie antérieure.

Symptômes. — Dans la luxation bilatérale, les symptômes sont caractéristiques. Au moment de l'accident le blessé a éprouvé une douleur vive, il est resté stupéfait, les mâchoires écartées et ne pouvant être rapprochées. Par la bouche restée grande ouverte, il se fait un écoulement incessant de salive, dont la quantité est augmentée (réflexe sécrétoire), d'où sécheresse de la gorge. La mastication est impossible, la déglutition difficile, la prononciation des mots renfermant des consonnes labiales est supprimée.

Regardons le malade attentivement. Son maxillaire inférieur presque immobile est porté en avant (aspect du menton de galoche) et en bas, aussi sa bouche grande ouverte peut-elle se fermer ; les dents des deux mâchoires ne se correspondent plus, les incisives inférieures débordant les supérieures ; les pointes sont aplaties et semblent allongées.

Palpons maintenant la région malade : A la place de la saillie qui existe normalement en avant du conduit auditif externe nous trouvons une dépression due au déplacement du condyle, les muscles masséters paraissent durs et tendus, les tempes sont douloureuses par suite de la contraction des temporaux, l'angle mandibulaire est emporté en arrière par abaissement de la mâchoire, la dépression qui existe entre cet angle et le bord antérieur du sterno-mastoïdien est en partie comblée. A travers la joue et surtout dans l'intérieur de la bouche, on sent la saillie de l'apophyse coronoïde portée en avant et plus ou moins rapprochée de l'os malaire. Tous ces symptômes sont surtout marqués pendant les premiers jours, ils deviennent moins nets plus tard par suite de la contraction des muscles élévateurs. Dans la luxation unilatérale, plus rare, les symptômes sont modifiés. Au point de vue fonctionnel, douleur du côté lésé, salivation, gêne de la mastication, de la déglutition, de la prononciation ; la physionomie est très changée, il existe un écartement peu prononcé des mâchoires. D'un côté les dents incisives inférieures débordent les supérieures, le menton porté en avant est dévié du côté opposé à la luxation, ainsi que les commissures labiales. La forme de la bouche rappelle, d'après Giraldès, celle du brochet ou du chantre de village. La joue saine est creusée par suite du relâchement des tissus, la joue malade est aplatie, tendue, dure, avec saillie du masséter, la face est entraînée d'un côté, bref on a un pseudo-aspect d'hémiplégie faciale.

Du côté malade, on trouve au palper de la douleur au niveau de l'articulation, une dépression préauriculaire et un masséter tendu. Dans le vestibule buccal, on sent la saillie de l'apophyse coronoïde.

Diagnostic. — Il est facile en général; toutefois on a commis quelquefois des erreurs, surtout pour les luxations unilatérales, on a parfois méconnu le déplacement ou cru à une contraction musculaire, à une arthrite temporo-maxillaire, à une paralysie faciale. Dans ce dernier cas, la mâchoire a conservé la mobilité, la face est flaccide d'un côté, la bouche est plus déviée. Le pronostic est peu grave. Le malade effrayé par l'accident présente quelquefois une stupeur légère et des accidents nerveux (tremblement, douleur). L'articulation remise en place reprend ses mouvements avec facilité, fait important. Dans la luxation en général, épaule, hanche, une fois la réduction faite, il faut immobiliser pendant quelque temps la jointure pour permettre la cicatrisation péri-articulaire; ici c'est une précaution inutile. Les douleurs cessent rapidement, il n'y a aucune tendance à l'inflammation et à l'ankylose; notons cependant la fréquence de la récidive. Parfois la luxation devient très habituelle, même dans la luxation méconnue et non réduite, les mâchoires se rapprochent peu à peu, le condyle se creuse une cavité nouvelle à la partie antérieure de la racine transverse de l'arcade zygomatique.

Traitement. — La réduction est facile : les vieux procédés (soufflet sur la joue, coup de poing sur le menton) sont abandonnés.

On procède habituellement de la façon suivante : Le chirurgien, debout devant le malade, introduit ses deux pouces dans la bouche, sur les dents molaires le plus loin possible en arrière en pressant en arrière et en bas, de manière à abaisser le maxillaire inférieur et à le repousser en arrière du maxillaire supérieur, on imprime au condyle un mouvement d'abaissement et de propulsion en arrière. La contraction musculaire le fait aussitôt remonter à sa face et la bouche se referme quelquefois brusquement. La réduction obtenue on maintient la mâchoire pendant quelque temps par un bandage en fronde. On donne aux malades des aliments liquides.

## CHAPITRE II

### ARTHRITES TEMPORO-MAXILLAIRES

Ces arthrites, longtemps considérées comme très rares, semblent être plus fréquentes qu'on ne l'a supposé. Nous étudierons successivement les arthrites aiguës, l'arthrite tuberculeuse et l'arthrite sèche.

**Arthrites aiguës.** — Causes. — Elles sont dues tantôt à un traumatisme (contusion, plaie, fracture du condyle), tantôt à la propagation d'une inflammation de voisinage (ostéite suppurée du maxillaire, otite moyenne suppurée, parotidite suppurée), tantôt enfin à des causes générales (rhumatisme, blennorrhagie, scarlatine, rougeole, fièvre typhoïde).

SYMPTÔMES. — Les arthrites aiguës se révèlent par une vive douleur locale, un peu de gonflement au niveau du condyle, une déviation légère de la mâchoire, et les malades éprouvent la plus grande difficulté à ouvrir la bouche en raison de la douleur que provoquent les mouvements.

DIAGNOSTIC. — Il ne faut pas confondre ces arthrites avec la contracture qui résulte souvent de l'évolution de la dent de sagesse. Ces arthrites peuvent suppurer (arthrite infectieuse) et dans ce cas le pus peut s'ouvrir à la peau ou dans le conduit auditif externe et l'affection se terminer par ankylose. Les arthrites non suppurées se rencontrent dans le rhumatisme, sont en général bilatérales et guérissent sans ankylose.

TRAITEMENT. — Il consiste dans l'application des révulsifs, teinture d'iode, vésicatoires, pointes de feu. Il faudra mobiliser méthodiquement l'articulation pour prévenir l'ankylose.

**Arthrite tuberculeuse ou tumeur blanche de l'articulation temporo-maxillaire.** — Elle est très rare. Elle est primitive ou secondaire à une otite tuberculeuse.

SYMPTÔMES. — Elle est caractérisée par de la douleur ou du gonflement locaux et de la gêne des mouvements de la jointure. Elle présente quelquefois de graves complications, non seulement du côté de l'oreille, mais encore du côté de l'encéphale. Elle donne lieu à des abcès qui s'ouvrent dans la peau ou dans le conduit auditif.

**Arthrite sèche ou déformante.** — Elle est caractérisée par l'altération et l'usure du cartilage et du ménisque interarticulaire, l'agrandissement de la cavité glénoïde, la déformation du condyle et du col avec formation possible de stalactites osseuses périarticulaires allant du condyle au pourtour de la cavité glénoïde et produisant une ankylose. Les mouvements de l'articulation deviennent irréguliers et s'accompagnent d'un bruit de frottement et de craquement.

Pronostic. — Il doit être réservé à cause de sa terminaison possible par ankylose. Souvent on observe des lésions semblables dans les autres articulations de la colonne cervicale, accompagnées de contracture, de la nuque.

Traitement. — La thérapeutique de cette arthrite est à peu près nulle.

# CHAPITRE III

## CONSTRICTION DES MACHOIRES

On désigne sous ce nom la perte totale ou partielle du mouvement d'abaissement de la mâchoire inférieure quelle qu'en soit la cause. Ce n'est donc pas une maladie propre, mais un symptôme; on doit établir une distinction capitale, au point de vue étiologique ou thérapeutique, suivant que la constriction est *temporaire* ou *permanente*.

**Constriction temporaire.** — Causes. — Elle reconnaît comme cause immédiate la contracture des muscles élévateurs de la mâchoire et plus particulièrement du masséter.

On observe cette contracture dans le tétanos, dans l'éclampsie, dans certaines affections des méninges et du cerveau.

Elle est un épiphénomène de ces différentes affections, mais le plus souvent elle est symptomatique d'une lésion inflammatoire des parties voisines, soit qu'elle complique une stomatite, une amygdalite, une arthrite temporo-maxillaire, soit qu'elle succède aux affections inflammatoires du maxillaire inférieur, plus spécialement de celles qui sont d'origine dentaire.

L'évolution vicieuse de la dent de sagesse mérite une mention particulière comme cause fréquente de la constriction de la mâchoire.

Traitement. — Le traitement de la constriction temporaire s'adresse avant tout à la cause de cette complication ; il varie nécessairement avec l'affection qui lui a donné naissance.

C'est ainsi qu'on se trouvera obligé d'extraire une molaire cariée ou une dent de sagesse dont l'éruption est impossible.

On peut de plus traiter la constriction en ayant recours, avec ou sans chloroforme, à l'écartement forcé et progressif des mâchoires à l'aide d'un coin de bois ou d'un instrument spécial.

Dans le cas de *contracture hystérique*, on peut essayer l'électricité.

**Constriction permanente des mâchoires.** — C'est un accident bien plus grave que la constriction temporaire.

Causes. — Elle reconnaît trois groupes de causes : elle est d'*origine musculaire*, d'*origine cicatricielle*, ou d'*origine articulaire*.

*Constriction d'origine musculaire.* — Elle est consécutive à une myosite résultant de la propagation au muscle d'une inflammation de voisinage et pouvant amener une transformation fibreuse et une rétraction permanente des muscles intéressés. C'est ainsi que la constriction temporaire des mâchoires de nature inflammatoire peut devenir une cause de constriction permanente.

*Constriction d'origine cicatricielle.* — Elle reconnaît pour cause, constamment, l'existence de brides cicatricielles succédant elles-mêmes à des brûlures, à des ulcérations, ou à des gangrènes de la joue, stomatite ulcéreuse, mercurielle, ulcération tuberculeuse ou syphilitique, noma.

Ces brides établissent des adhérences entre la face interne de la joue et la face externe de la mâchoire inférieure ou des deux mâchoires.

Du reste, Verneuil a montré qu'on pouvait distinguer deux groupes de cicatrices intrabuccales, les antérieures et les postérieures. Ces dernières, situées au niveau des grosses molaires ou vers l'angle de la mâchoire, sont les plus graves au point de vue de la gêne des mouvements. Ces cicatrices sont plus ou moins étendues, plus ou moins épaissies, dures et résistantes ; elles peuvent subir la transformation cartilagineuse ou osseuse; parfois les maxillaires peuvent être réunis entre eux (ankylose intramaxillaire).

*Constriction d'origine articulaire.* — Elle reconnaît pour cause les différentes arthrites temporo-maxillaires.

Elle est le résultat d'une ankylose intra ou périarticulaire, fibreuse ou osseuse, et dans ce dernier cas consécutive à une arthrite suppurée ou à une fracture articulaire.

Nombreux sont les inconvénients qui résultent de la constriction permanente des mâchoires.

L'alimentation est troublée, la parole difficile, la respiration gênée.

Le séjour prolongé et la décomposition des détritus alimentaires dans la bouche déterminent des accidents inflammatoires, ulcératifs ou même infectieux.

Traitement. — Rien n'est plus légitime que de tenter une opération, même sérieuse, pour faire disparaître une affection aussi grave.

L'indication à remplir est de créer une nouvelle

articulation, une pseudarthrose sur le corps du maxillaire, en avant du muscle masséter ou en avant des brides cicatricielles.

C'est à Rizzoli que revient le mérite de l'avoir le premier conçue et exécutée. Rizzoli se contentait de faire une section de l'os.

Esmarch modifia avantageusement le procédé, en remplaçant la section simple par la résection d'un coin osseux du maxillaire.

Pour ce faire, on pratique une incision sur le bord libre de la mâchoire, on découvre l'os par ses deux faces et on passe une scie à chaine et on retranche un à deux centimètres du corps de l'os. Des manipulations méthodiques consécutives sont nécessaires pour établir la pseudarthrose.

Les interventions de Rizzoli et d'Esmarch comptent un certain nombre de résultats favorables, mais ne mettent pas toujours à l'abri de la récidive.

Dans les cas de constriction peu serrée, on peut essayer la dilatation mécanique, à l'aide d'un coin ou d'un ouvre-bouche. Ceux-ci sont en général composés de deux plaques parallèles qui s'écartent à l'aide d'une vis, mais cette dilatation peut être faite d'une façon graduelle ou brusquement sous le chloroforme.

On peut ajouter à cette dilatation mécanique la section des brides cicatricielles.

Dans les cas de constriction bilatérale, on n'a d'autres ressources que le traitement palliatif. Il faut extraire une ou plusieurs dents, de façon à permettre l'alimentation.

# SECTION XI. — MALADIES DES NERFS MAXILLAIRES

## CHAPITRE PREMIER

### TIC DOULOUREUX DE LA FACE

Le tic douloureux de la face (*maladie de Fothergill, prosopalgie*) est caractérisé par des douleurs sourdes, permanentes, se réveillant à la moindre occasion sous forme de crises très intenses et excessivement douloureuses, accompagnées de mouvements convulsifs des muscles de la face, de contraction des muscles de la mâchoire inférieure, de gêne de la déglutition et de la parole. L'ingestion des aliments par la voie buccale réveille les crises et détermine des spasmes des muscles de la bouche et du pharynx, la déglutition se trouve gênée mécaniquement, l'alimentation devient presque impossible par le fait seul de la certitude qu'ont les malades du réveil de ces crises atrocement douloureuses. Il s'agit donc là d'une maladie effroyable, troublant profondément l'existence, rendant la vie intolérable et pouvant conduire les malades au suicide.

Symptômes. — Les formes du tic douloureux de la face sont très variables.

Tantôt les névralgies sont généralisées à la face entière, douleurs sus-orbitaires, sous-orbitaires, linguales, des maxillaires inférieur et supérieur.

Tantôt les névralgies sont ou palpébrales ou nasales et sont limitées à un petit territoire des branches du trijumeau.

Il existe des formes *hyperesthésiques*, et des formes *anesthésiques :* les premières appartiendraient aux névralgies récentes, les secondes aux névralgies anciennes, d'après Nothnagel.

Au lieu d'être limitée au point d'émergence ou au trajet connu d'un filet nerveux, la douleur parfois s'étale, occupe toute une région, parfois se cantonne dans le bord alvéolaire; aussi a-t-on décrit une variété spéciale de tic douloureux, la névralgie du bord alvéolaire; c'est pour guérir cette névralgie du bord alvéolaire qu'a été pratiquée la résection du bord alvéolaire du maxillaire.

Diagnostic. — Le diagnostic différentiel du tic douloureux est basé sur la recherche des points douloureux de la névralgie faciale, ces points sont les suivants: sur le trajet de la branche ophthalmique, point sus-orbitaire, palpébral, nasal, oculaire; sur le trajet du nerf maxillaire inférieur, point sus-orbitaire, malaire, dentaire, gingivo-palatin; sur le trajet du maxillaire inférieur, point temporal, temporo-maxillaire, mentonnier, lingual, labial inférieur. On différenciera de la sorte la névralgie faciale d'avec le rhumatisme musculaire de la face, le rhumatisme de l'articulation temporo-maxillaire, les points hystériques, l'odontalgie, l'anesthésie douloureuse de la joue, le glaucome, etc.

Il y a un autre diagnostic à faire, difficile, car le tic douloureux de la face est peu connu au point de vue causal : c'est le diagnostic étiologique, très important, car méconnaitre les causes déterminantes de cette affection, c'est rester exposé malgré soi à une thérapeutique irrationnelle.

Le tic douloureux se rattache à trois états des nerfs :

1° Des névralgies provoquées chez certains sujets par une carie dentaire;

2° Des névrites périphériques (affections dentaires, lésions osseuses de la face);

3° Quelquefois nasales, descendantes, consécutives soit à des lésions encéphaliques, soit à un anévrysme de la carotide interne, à des tumeurs siégeant sur le trajet des nerfs, ou à des exostoses.

Traitement. — Le traitement médical est souvent impuissant (sulfate de quinine, aconitine, chlorhydrate de cocaïne, électricité).

Les différents modes de traitement chirurgical sont les suivants :

L'élongation et la névrotomie, qui ont donné quelquefois d'excellents résultats;

La névrectomie, qui a pour but d'enlever un tronçon plus ou moins long du nerf malade;

Et les extirpations ganglionnaires (ganglion de Gasser et de Meckel), qui sont actuellement les procédés de choix.

Gross (de Philadelphie), Duplay, ont pratiqué la résection de la région douloureuse dans la forme de *tic limité au bord alvéolaire*, dépourvu de dents par suite d'extractions antérieures.

Jarre étend cette intervention au tic douloureux irradié plus ou moins à toute la sphère du trijumeau, mais reconnaissant la même cause locale, alvéolaire.

# TABLE DES MATIÈRES

## DEUXIÈME PARTIE

## PATHOLOGIE BUCCALE

FIN DE LA TABLE DES MATIÈRES.

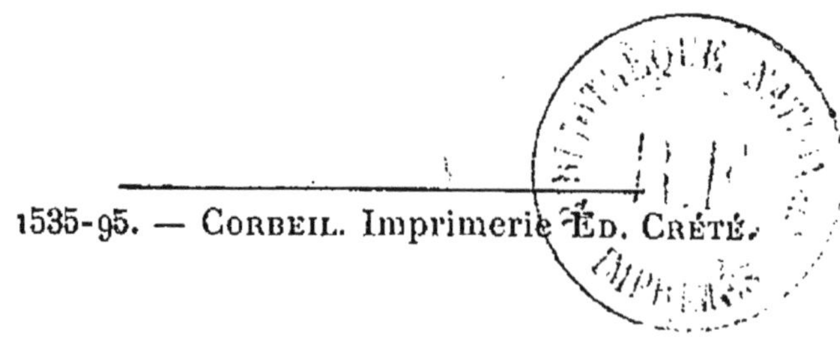

1535-95. — CORBEIL. Imprimerie ÉD. CRÉTÉ.

www.ingramcontent.com/pod-product-compliance
Ingram Content Group UK Ltd.
Pitfield, Milton Keynes, MK11 3LW, UK
UKHW012017240726
13965UKWH00002B/415

9 782011 743855